ESSAI

TOPOGRAPHIE MÉDICALE

DU

CANTON D'AY (MARNE).

DEUXIÈME PARTIE

Comprenant : la description des lieux ; des données statistiques sur les
maladies épidémiques ou contagieuses : des observations et propositions
d'hygiène applicables à diverses communes du canton avec le
classement par familles naturelles des animaux et
des plantes des environs d'Ay.

PAR J.-L. PLONQUET,

Ancien interne de l'Hôtel-Dieu de Reims, etc., etc.

PARIS,

A LA DIRECTION DE PUBLICITÉ MÉDICALE, RUE GIT-LE-CŒUR, 6.

ET CHEZ LES PRINCIPAUX LIBRAIRES DE LA MARNE.

1856

TOPOGRAPHIE MÉDICALE

DU

CANTON D'AY

ÉPERNAY, IMP. V. FIÉVET.

TOPOGRAPHIE MÉDICALE

DU

CANTON D'AY (MARNE).

DEUXIÈME PARTIE

Comprenant : la description des lieux ; des données statistiques sur les maladies épidémiques ou contagieuses ; des observations et propositions d'hygiène applicables à diverses communes du canton avec le classement par familles naturelles des animaux et des plantes des environs d'Ay.

PAR J.-L. PLONQUET,

Ancien interne de l'Hôtel-Dieu de Reims, etc., etc.

PARIS,

A LA DIRECTION DE PUBLICITÉ MÉDICALE, RUE GIT-LE-CŒUR. 6.

ET CHEZ LES PRINCIPAUX LIBRAIRES DE LA MARNE.

1856

A mon Père et à ma Mère,

La première partie de ce travail a été dédiée au premier magistrat de la ville d'Ay; j'ai voulu aussi vous donner un témoignage public de ma reconnaissance à cause des sacrifices que vous vous êtes constamment imposés pour moi et en particulier pour l'impression de cette Topographie médicale.

J.-L. PLONQUET.

Fidèle à notre programme nous allons reprendre
notre étude sur le canton d'Ay. Ce n'est plus le sol
qui va être soumis aux investigations les plus minu-
tieuses ; la couche atmosphérique, les phénomènes
météorologiques, les cours d'eau ne fixeront plus
notre attention. Le règne végétal qu'il est si utile de
connaître et dont l'examen occupe une si forte portion de notre première partie ne donnera maintenant
lieu qu'à quelques réflexions indispensables, en présence de la critique qui en a été faite et surtout des
récriminations de personnes versées dans l'étude de
la botanique. Elaguer ce qui aujourd'hui n'est plus
du domaine de la Thérapeutique utile, de la Thérapeutique rationnelle, c'est détruire l'histoire naturelle
végétale et ne se borner qu'à l'énumération d'un petit
nombre de plantes ; c'est rester incomplet sous le
rapport de la nomenclature, de l'histoire, des vieilles
traditions locales. La botanique au point de vue
médical doit aussi emprunter l'aide de la chimie ;

nous nous écarterions du plan que nous nous étions
primitivement tracé si à la description d'un être
que nous considérons tout d'abord comme un habitant du sol nous ajoutions son analyse chimique et
ses nombreuses applications scientifiques. Il nous
faudrait pénétrer dans le laboratoire du toxicologiste
et dans l'officine du pharmacien, tandis que nous
avons voulu rester à l'état de nature autant par respect pour l'œuvre du créateur que pour répondre
au titre de notre ouvrage dont la première partie ne
devait comprendre que la description abrégée des
êtres des trois règnes existant dans l'air, la terre et
les eaux.

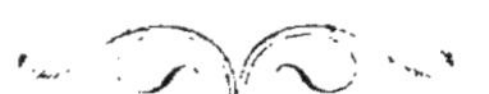

TOPOGRAPHIE MÉDICALE

DU

CANTON D'AY

DESCRIPTION DES LIEUX.

Nous suivrons pour la description des lieux, l'ordre
que nous avons établi dans notre première partie. Nous
commencerons par les communes placées dans la pente
méridionale de la montagne de Reims, nous monterons
à Saint-Imoges et à Germaine; puis descendant nous
longerons, de l'Est à l'Ouest, à partir de Tours-sur-
Marne, la rivière du côté de sa rive droite et nous
terminerons par Cormoyeux-Romery.

Hautvillers (*alta-villa*, haute demeure).
A 5 kilom. N.-O d'Ay; à 2 myriam. 7 kilom. S. q. O.
de Reims; à 3 myriam. 3 kilom. O. de Châlons.

Situation admirable; limpidité des eaux; maisons
généralement bien bâties, rue principale assez large,
vaste place publique fortement inclinée; tout semble
concourir pour faire de ce beau village, abrité des
vents du nord par la montagne, un lieu jouissant d'une
immunité complète contre les maladies épidémiques.

C'est au contraire, en général quand le choléra, la suette, la petite vérole, etc., font invasion dans notre canton, Hautvillers qui donne le signal et qui présente les premières et les plus nombreuses victimes de ces fléaux à l'examen pratique des hommes de l'art. En 1832 et en 1854, c'est à Hautvillers que le choléra lança ses premières atteintes. Pourtant en 1849, il sévissait déjà depuis plusieurs semaines à Cormoyeux-Romery, et depuis plusieurs mois à Ay, quand nous observâmes les premiers cas à Hautvillers.

C'est du 22 avril au 3 juillet en 1832 qu'il s'est manifesté avec le plus d'intensité. Il atteignit, pendant toute la durée de l'épidémie, 270 individus dont 120 hommes et 150 femmes, sur lesquels 35 hommes et 52 femmes ont succombé.

C'est du 22 septembre au 28 octobre qu'il a existé en 1849. Il attaqua 50 personnes, dont 23 hommes et 27 femmes ; 16 décès ont eu lieu, 7 hommes et 9 femmes.

La première apparition du choléra dans le canton d'Ay, en 1854, fut observée à Hautvillers où ses effets s'exercèrent sur 90 sujets ; 42 hommes et 48 femmes, et son influence meurtrière sur 15 hommes et 16 femmes.

Pendant les trois épidémies (1832, 1849, 1854), Hautvillers a donc eu en tout 410 habitants atteints par le choléra ; 185 hommes et 225 femmes. Il a occasionné 134 décès, dont 57 hommes et 77 femmes.

On remarquera dans ces résultats statistiques la prédominance des chiffres représentant des femmes sur les quantités représentant les hommes.

M. Coutier, médecin de la localité, et M. Joly, de

Rethel, interne des hôpitaux de Reims, ont donné leurs soins aux cholériques de 1832.

Je fus chargé exclusivement des cholériques en 1849.

M. Aubertin, médecin du lieu, et M. Chaussonnet, élève de l'école de médecine de Reims, traitèrent les cholériques en 1854.

Pas de suettes en 1849; cas assez nombreux en 1854.

La mortalité à Hautvillers semble être plus considérable que dans les autres communes du canton. Est-ce dû à une plus grande condensabilité de l'air, à la réfrigération de l'eau, à la nature du sol un peu humide dans certains endroits, au tempérament et à la prédisposition aux maladies aiguës graves des habitants; ou bien aux libations dans les années abondantes en vin? Nous l'ignorons. Nous constatons le résultat sans en déterminer les causes.

La population d'Hautvillers est actuellement de 925 habitants, dont le plus grand nombre se livre à la culture de la vigne et de la terre, le reste à l'exploitation des forêts s'étendant sur la montagne jusqu'à Nanteuil-la-Fosse. Nous avons parlé du vin d'Hautvillers à l'article vigne de notre première partie. Autour du village sont de nombreuses sources d'une eau vive et légère, telles que la Fontaine-aux-Chènes, la Fontaine-aux-Frênes, celle de Caillambaut, celle des Ménidres, la Fontaine-Gillet, les sources du Fotiau, qui, réunies, forment le ruisseau des Chaillois, le ruisseau des Biscornettes qui, grossi des eaux des Bourias et de la Pitance, se perd dans la Marne, après avoir traversé la prairie. Un ancien étang, dit des Sentelles, est desséché et mis en culture. Les principales montagnes sont celle des Quartiers et celle de Saint-Nivard, où se trouve la ferme de la Briqueterie, sur l'emplacement d'un ancien prieuré (1).

Écarts : La Briqueterie, le Moulin, les hameaux des Auges, des l'Huys, de Fotiau, des Masures, des Noëls et le Champ-du-Gué. Les habitants de ces écarts se sont réunis au chef-lieu depuis plus de deux siècles. Hautvillers a les tuileries du Chêne, de la Ramée et de la Sablière ou de l'Aubroye, dans le voisinage desquelles se rencontre la terre à brique et la pierre à chaux (2).

Il ne reste plus de l'ancien monastère d'Hautvillers que l'église paroissiale, vaste construction aussi remarquable que salubre, mais qui est entourée du côté du nord par le cimetière que nous voudrions voir disparaître et placer hors du pays, au milieu de ces terrains improductifs dans la pente rapide de la montagne, ou bien à l'extrémité nord du village. Nous nous accommodons peu, à présent, du séjour des morts au milieu de nos habitations, surtout en temps d'épidémie.

« Persuadés, dit M. Lachaise dans sa *Topographie*
» *médicale de Paris,* que le voisinage des morts ne peut
» être que préjudiciable aux vivants, les anciens
» avaient l'attention d'éloigner les corps morts de l'en-
» ceinte des villes, et de les enfouir profondément dans
» les lieux consacrés par la religion. Tous les peuples qui
» avaient la coutume de l'inhumation, s'accordaient en
» cela; les lois romaines, les décrets des conciles de
» différentes églises, les statuts de nos rois l'avaient
» expressément ordonné.»

(1) *Géographie historique et statistique du département de la Marne,* par M. *G. Lesage.*

(2) *Dictionnaire statistique et historique des communes du département de la Marne,* par *J. Chalette.*

Pourquoi à l'exemple d'Ay, d'Avenay, de Mareuil, etc., les autres communes du canton n'éloigneraient-elles pas du voisinage de leur église, lieu de réunion le dimanche, et souvent les jours de la semaine, pendant des heures entières de toute la population, leur cimetière pour éviter les miasmes délétères et les vapeurs méphitiques, résultant de la décomposition des cadavres, qui s'échappent d'une terre saturée de principes morbifiques? Ces endroits du repos seraient plantés de cèdres, de cyprès, d'ifs, de sapins ou de saules pleureurs, et nous verrions dans ces lieux se refléter l'image si touchante qu'a donné Chateaubriand des cimetières de campagne. Cette proposition d'hygiène trouvera je l'espère une certaine adhésion.

Champillon (de *Campillus, Campillum*, petit territoire).

A 4 kilom. N. q. O. d'Ay ; à 2 myriam. 5 kilom. S. de Reims ; 3 myriam. 2 kilom. O. de Châlons.

Le village de Champillon n'offre rien de particulier dans sa situation au fond d'une gorge entourée de monts, au milieu de laquelle coule un ruisseau formé de plusieurs sources d'eau d'une limpidité remarquable. Les habitations laissent en grande partie un peu à désirer sous le rapport de la salubrité, cependant les maladies épidémiques et le choléra en particulier ont fait peu de ravage dans cette petite localité, excepté en 1832 où 125 personnes ont été atteintes ; 61 hommes, 64 femmes ; 31 décès, dont 15 hommes et 16 femmes.

Pas un seul cholérique en 1849.

Trente personnes ont été frappées en 1854 ; 16 hommes et 14 femmes. Sur ce nombre on compte 8 décès seulement, 5 hommes et 3 femmes.

En 1853 la fièvre typhoïde a sévi avec assez d'intensité à Champillon, puisque nous avons compté 13 décès sur 45 malades.

La population de Champillon est de 360 habitants. Les adultes sont livrés aux mêmes travaux qu'à Hautvillers.

ÉCART : Le hameau de Belle-Vue qui domine le village.

Nous avons signalé, dans notre première partie, le culte des habitants de Champillon pour certaines plantes qu'ils emploient dans diverses affections. Ainsi : la petite centaurée, la germandrée ou petit chêne contre la fièvre intermittente ; l'aigremoine odorante, l'origan, la marjolaine, la menthe, comme succédanés du thé de la Chine pour apaiser les vomissements dans le choléra ; les fleurs de bouillon blanc, de coquelicot ou pavot rouge, de mauve, de violette, dans les catarrhes bronchiques. Il semble que partout où la nature a été prodigue, quelque chose d'instinctif nous a poussés vers ses ressources pour en faire des remèdes à nos maux. Là où la science est inconnue, la routine, cette autre vieille conseillère, fait loi ; et quoiqu'en dise M. T. Coursiers (1), dont nous ne voulons pas contrôler les appréciations au sujet de notre première partie, ce n'est point un anachronisme que de rapporter ces applications usuelles du règne végétal à la médecine populaire. Là où l'emploi de l'extrait d'aconit napel, de la poudre de belladone, des granules de digitaline, feraient certainement des victimes, il est préférable, jusqu'à ce qu'un service médical régulier suffisamment rétribué soit établi, d'user des simples ; rien alors sur la con-

____

(1) Feuilleton du 16 octobre 1853 du *Journal d'Epernay*.

science du médecin et satisfaction pour le malade d'avoir pour sa part contribué à sa guérison. Il faut en tout temps et en tout lieu être prudent dans l'emploi des moyens médicaux. Mieux vaut ordonner les tisanes de fleurs d'ortie blanche ou de tilleul pour satisfaire le patient que de préconiser la strychnine, le cyanure de potassium, le chlorhydrate de morphine, l'acide arsénieux, si vous redoutez en votre absence l'usage mal compris de ces médicaments aussi dangereux qu'héroïques.

Qu'il nous soit donc permis aujourd'hui de sortir de notre réserve habituelle et de répondre que s'il nous a paru préférable, dans l'intérêt des populations que nous visitons souvent, de nous renfermer dans l'étude des herbes, des mousses et des lichens, nous n'ignorons cependant pas les services que rendent les produits de l'art et les substances chimiques en particulier à la médecine moderne.

Mais un service plus grand d'abord à rendre aux populations délaissées ou déshéritées c'est de créer « l'or-
» ganisation qui donnera le médecin communal, fonc-
» tionnaire obligatoire de la commune. »

« L'épidémie est l'état de guerre de la médecine.
» Quand une épidémie éclate, toutes les forces vives
» de l'art sont aussitôt sollicitées ; tout ce que la mé-
» decine offre d'efficace et de puissant doit concourir
» de suite au but désiré, celui de sauver les popula-
» tions en danger. »

« C'est donc alors que les vides et les faiblesses de
» l'organisation médicale sont vivement sentis (1). »

(1) Pascal; *Nécessité d'une organisation médicale complète.* N° du 15 octobre 1855 de la *Gazette des Hôpitaux.*

Mutigny (de *mons ignis*, mont du feu, du signal; mute en ignition).

A 2 kilom. N. d'Ay; à 2 myriam. 3 kilom. S. de Reims; à 2 myriam. 8 kilom. O. de Châlons.

Ce petit village occupe le sommet de la montagne au-dessus d'Avenay. Quoique situé d'une manière avantageuse en apparence, les fièvres intermittentes d'automne y sont pourtant très-communes. Cela tient à l'existence de fosses au fond desquelles se trouvent beaucoup de végétaux qui, au mois de septembre, alors que les eaux diminuent, forment des débris humides et infects de matières organiques, laissant échapper des effluves paludéens qui agissent sur tous les habitants sans distinction d'âge ni de tempérament, malgré leur confiance aveugle dans la vertu fébrifuge de l'eau de la fontaine de Saint-Trézain.

La population de Mutigny était avant 1849 de 108 habitants; mais la mortalité pendant la deuxième épidémie cholérique (1849), l'a réduite à 94. Ce chiffre est resté stationnaire depuis.

Il y a eu, en 1832, 16 cholériques; 7 hommes et 9 femmes; 6 décès, 1 homme et 5 femmes.

En 1849, 17 sujets ont été atteints, 7 hommes et 10 femmes; 4 hommes et 5 femmes ont succombé. (5 décès de maladies diverses.)

En 1854, 2 deux personnes seulement ont été atteintes; ce sont deux femmes qui ont succombé.

Écarts : La ferme de Montflambert attenant au château, actuellement inhabité, du marquis de Gontaud.

Chaque habitant de Mutigny reçoit tous les deux ans sa provision de bois pour deux hivers. Un vaste plateau, dit *plaine de Mutigny*, est laissé à la disposition des plus travailleurs, pour en extraire des pierres d'une grande dureté et d'une grande utilité. Nous avons déjà fait mention de l'argile de Mutigny, de sa disposition géologique et de son application industrielle. Ajoutons à ces éléments de bien-être pour l'habitant de Mutigny, la production des vignes et de quelques autres terrains cultivés, et nous nous étonnerons de ce que la population de cette bourgade soit en décroissance. C'est que là, aussi, les éléments de la maladie semblent faire compensation. Air vif ; eau servant aux besoins de la vie, trop froide et ne contenant pas assez d'air ; eaux stagnantes au fond de trous couverts de végétaux qui meurent et se renouvellent chaque année sans que les débris soient recueillis et enfouis dans le sol. Tentative coûteuse d'établissement de fontaines et de lavoirs publics sans avantages réels. Telles sont les causes qui rendent ce séjour insupportable aux étrangers et désagréable aux natifs. Pourtant, depuis cinq ou six ans, quelques habitations élevées à peu de frais présentent de bonnes conditions hygièniques.

Avenay (d'*eawe-nay*, *aquæ fanum*, lieu humide ; temple dans les eaux).

A 4 kilom. N. q. E. d'Ay ; 2 myriam. 4 kilom. S. de Reims ; 2 myriam. 6 kilom. O. q. N. de Châlons.

L'un des plus jolis et des plus anciens bourgs des environs, situé au milieu du Val-d'Or ou Vallon des blés, au pied du Mont-Aigu et sur la Livre, assez fort ruisseau qui prend sa source près de la ferme de Virtuelle et dont le cours se prolonge jusqu'au-dessus de l'écluse de Mareuil.

La population d'Avenay forme deux classes bien distinctes, l'une semble commander par le bon goût, les belles manières, les habitudes sociales, au reste du canton. Nous trouvons dans cette portion des habitants d'Avenay, surtout chez les femmes, le type de l'organisation humaine; régularité des traits du visage, formes extérieures élégantes, taille bien prise, tout en un mot ce qui constitue la beauté. Chez les hommes, une stature au-dessus de la moyenne, un embonpoint proportionné, de l'amabilité, de l'enjouement. Qui admirera toujours Scarron dans ses œuvres, l'eût traité comme un crétin en le voyant. Quoiqu'avec moins d'esprit, si vous jouissez d'un physique agréable, nul doute que vous ne soyez adoré, quand à côté de vous passerait l'homme de talent, voire même l'artiste ou le savant, s'il est laid. C'est pourquoi, dans la magistrature et dans le clergé, vous rencontrez les plus beaux types de l'espèce humaine. Les autres professions libérales sont moins scrupuleuses dans le choix, parce qu'elles adoptent des idées et des doctrines plus positives, et fournissent des données qui, pour avoir cours, n'ont pas besoin que leurs adeptes en imposent extérieurement. Vous direz peut-être, ami lecteur, que je songe dans cette sortie à Mlle Le Normand (qui n'était pas le miroir de la beauté), que je fais allusion à sa science, que par l'inspection de votre physionomie, de votre démarche, de l'accent de votre voix et surtout de la vue du creux de votre main, je vais vous juger; oui, peut-être un peu? N'ignorez pas que le médecin connaît quelque chose de plus que la cartomancie et la chiromancie. Il est physiognomoniste, et s'il n'a pas toujours fait une étude approfondie des systèmes de Lavater et du docteur Gall, la physiologie lui prête ses lumières pour juger les hommes au physique comme au moral. La physiologie, qui est la science de la vie, s'occupe par conséquent de nos diverses fonctions. Fonctions qui servent à la conservation de l'individu ou fonctions de nutrition. Fonctions de relation qui comprennent celles de l'entendement et qui établissent les rapports de l'individu avec les êtres qui l'environnent. Fonctions qui servent à la conservation de l'espèce (reproduction). Champ vaste livré à l'imagination autant qu'à l'observation et à l'expérimentation.

Est-ce qu'il y a quelque chose d'inutile dans une topographie médicale ? En fait de science , et surtout au 19me siècle, tout peut se grouper, et avec le titre que je donne à mon livre je pourrais sinon tout me permettre, tout embrasser.

Je vous ai promis quelques mots sur l'histoire naturelle de l'homme physique et moral , de l'homme sain et malade ; je ne pouvais donc choisir de plus beau type, dans le canton d'Ay, que l'habitant d'Avenay.

Quand vous voulez décrire , choisissez bien ; si vous n'arrivez pas à la perfection ou à la vérité , au moins vous en approcherez.

La seconde partie de la population Avenayenne n'est pas le *criterium* dans les bonnes habitudes hygiéniques, cependant il existe de l'activité pour le travail ; mais chez un certain nombre l'inobservation des règles d'une bonne alimentation , peu de respect pour les lois civiles et religieuses , telles sont les causes de tremblements continuels, de *delirium tremens* , de délire dans les maladies aiguës, de décrépitude avant l'âge et de ces écarts de l'intelligence qui font que les asiles du crime ou de la charité publique reçoivent chaque année quelques-uns de ces malheureux. Nous avons aussi remarqué des vices de conformation , des affections héréditaires et contagieuses , etc.

Avenay compte près de 1,200 habitants, la plupart occupés à la culture de la vigne et de la terre (1).

Le bourg d'Avenay est surtout célèbre par la riche abbaye de Bénédictines , fondée par sainte Berthe vers la fin du VIIe siècle. Ce monastère fut réparé et réformé en 1526, mais les Calvinistes le brûlèrent en 1567. Incendié de nouveau en 1768 , il fut reconstruit avec une extrême magnificence par les soins de Mme de Boufflers, la dernière abbesse. Presque tous ces superbes bâtiments ont été , comme à Louvois, démolis en 1793 (2). L'ancienne abbaye fait aujourd'hui place à une habitation des plus agréables appartenant à M. Hébert.

Écarts : Quatre moulins placés sur la Livre ; ce sont le moulin du Montcel, celui de la Planche, celui des Batreaux et celui des Grès.

« Avenay fut jadis fermé de portes, il est percé de 14 rues pavées en cailloux, et les principales relevées en chaussées ; il a deux fontaines publiques, deux abreuvoirs pavés, plusieurs lavoirs couverts, une halle touchant à une place où se tient un marché toutes les semaines. Avenay a huit ponts sur la Livre ; un bureau

---

·(1) Je vois, dans la statistique du canton d'Ay, annuaire de 1857, qu'en 1852 Avenay a eu 414 hommes et 224 femmes atteints du choléra, et que 25 hommes et 42 femmes ont succombé. Evidemment, ces chiffres sont inexacts et pleins d'exagération ; car nous voyons qu'à Mareuil , l'une des communes les plus proches d'Avenay, le choléra a frappé à la même époque 25 hommes et 58 femmes, et que 17 hommes et 15 femmes ont succombé. Ces résultats statistiques , sur des populations presque égales, ne peuvent être commentés ; il y a erreur bien certainement, je ne dis pas sur le nombre des décès , mais sur les chiffres des personnes atteintes par la maladie à Avenay.

(2) CALMETTE, Histoire des villes, bourgs et villages de la Marne.

de bienfaisance remplaçant l'ancien Hôtel-Dieu. Cinq moulins à eau, dont un dans la commune.»

« L'église d'Avenay est remarquable par la richesse de son architecture gothique du XIme siècle. Les puits, creusés dans la craie, donnent une eau saine et ne tarissent pas. Le sol composé de craie, de sable, de limon et de terre forte, mélangés dans diverses proportions, convient aux grains et à la vigne. On trouve dans son territoire montueux, une carrière de beurge, du sable et neuf sources abondantes, qui ne tarissent pas (1). »

Chaque localité paraît avoir son antidote contre certaines affections. L'eau de la fontaine de Saint-Trézain à Mutigny guérit, dit-on, de la fièvre intermittente. Avenay en possède une dont l'eau guérit de la folie. Des fontaines minérales existent, çà et là, pour faire disparaître les pâles couleurs. Ayez, si vous voulez, confiance dans la vertu des eaux ferrugineuses, elles peuvent rendre de véritables services.

Fontaine (de *fontes*, sources).

A 6 kilom. N. q. E. d'Ay; 2 kilom. N.-E. d'Avenay; 2 myriam. 3 kilom. S. de Reims; 2 myriam. 5 kilom. O. q. N. de Châlons.

Petit village situé, à l'exception de la ferme, de la maison d'école et de l'église sur la rive droite de la Livre; humide dans sa partie basse où quelques habitations laissent à désirer sous le rapport hygiènique, ce pays offre des logements plus sains sur un sol moitié crayeux et moitié grèveux dans sa partie haute.

(1) *Précis de statistique générale du département de la Marne; Dictionnaire des Communes,* par *J.* CHALETTE père, délimitateur du cadastre à Châlons.

Écarts : Les maisons du Salvé, de la Boucherie, des Carreaux et du Moulin-de-Bas.

Le Grand-Montaigu se trouve au Sud-Est du village.

Nous connaissons peu Fontaine sous le rapport nosologique. En 1852, nous observâmes cependant des cas assez nombreux de fièvre typhoïde, sans qu'aucun n'ait été suivi d'une issue funeste.

La population de Fontaine est de 216 habitants.

Le choléra semble y avoir exercé peu de ravage dans ses diverses apparitions. Il attaqua en 1832, du 27 au 10 juillet, 6 hommes et 8 femmes; 3 décès, dont 2 hommes et une femme.

La culture de la terre et l'exploitation des bois sont les seuls genres de travaux à Fontaine où la vigne n'existe pas. Les ruches occupent quelques individus.

Mutry (de *mota*, tombeau, ou de *mutta rivi*, butte du ruissseau).

A 7 kilom. N. q. E. d'Ay; 2 myriam. 3 kilom. S. de Reims; à 2 myriam. 4 kilom, O. de Châlons.

En remontant la Livre et quittant un peu la pente méridionale de la montagne, nous arrivons à Mutry, qui est plutôt un hameau qu'une commune ayant pourtant son administration municipale.

Une ou deux familles composent presque tout le pays. Ce sont des laboureurs aisés qui se transmettent leur héritage et dont la vie ne semble offrir pour eux d'autre agrément que le séjour des champs.

Si la nature de cet ouvrage comportait un chapitre sur l'agriculture, nous n'irions pas ailleurs chercher nos considérations pratiques. Tout semble arrangé, dans cette bourgade, pour les travaux champêtres. Situation un peu élevée, sur un ruisseau traversé par une route

agréable ; de bons chemins dans tous les sens. Sol qui
convient aux céréales, aux plantes fourragères, au sarra-
zin dont la fleur attire les abeilles. Distribution convenable des bâtiments d'exploitation ; gazons escarpés
pour les troupeaux de moutons ; pelouses annexes de
la basse-cour ; prairies pour le gros bétail ; vergers ,
jardins potagers ; eau saine de puits creusés à peu de
profondeur ; sources nombreuses sur plusieurs points du
territoire montueux couronné de bois , à l'entrée desquels existent les belles tuileries de Moquebeau, qui
produisent près de quatre millions de briques par
année.

Sans vouloir embellir par les formes littéraires aucun
lieu du canton d'Ay, nous sommes forcé à chaque pas
de nous reposer pour nous livrer malgré nous à la con-
templation et reproduire sous des couleurs bien pâles
ce qu'il conviendrait à de plus savants et de plus éru-
dits de décrire pour s'approcher davantage de la vérité.
Ce qui rend notre entreprise plus difficultueuse , c'est
le sujet même que nous avons choisi. Il n'est pas toujours facile d'envisager au point de vue médical tout ce
qui se rattache en général à une localité. La question
est vaste , mais la sécheresse scientifique ne s'accorde
pas toujours avec l'ensemble des merveilles de la nature.

L'église de Mutry est sur un plan moins élevé que le
sol, de sorte qu'il faut descendre pour y entrer ; ce .
temple de la religion, entouré du cimetière, ne présente
donc pas des conditions favorables de salubrité. La
science archéologique reconnaîtrait de prime-abord, la
destination de ce petit édifice , dont la porte est en
ogive , tandis qu'à Fontaine, l'église a l'aspect d'une
grange percée de quelques fenêtres à plein cintre , sur-

montée d'un clocheton de date plus récente que le, bâtiment lui-même. C'est que Mutry avait autrefois son château-fort et qu'à côté du castel ou de la forteresse du moyen-âge, on voyait toujours le temple consacré au culte. Je ne veux pas dire pour cela que l'église de Mutry soit bien ancienne et qu'elle doive même fixer l'attention.

La population de Mutry n'est que de 40 habitants.

Tauxières (de *tau serrum*, croix du mont, ou *alta cineraria*, haute cendrière; *vel d'altum cinerarium*, haut sépulcre (1).

À 9 kilom. N. q. E. d'Ay; 2 myriam. 2 kilom. S. q. E. de Reims; à 2 myriam. 4 kilom. O. q. N. de Châlons.

Ce village, en pente près de la Livre, au pied d'une colline élevée de 115 mètres au-dessus du niveau de la mer, a 257 habitants, dont 50 environ sont occupés aux tuileries de Moquebeau, territoire de Mutry.

Sol crayeux, grèveux et limoneux, convenant au froment, à la luzerne et à l'avoine. On cultive quelques vignes.

Jean-Joseph-Pierre Deuil, savant médecin, naquit à Tauxières où il mourut en 1816. Il était né en 1746 (2).

La durée de la vie moyenne, aujourd'hui en France de 37 ans, est à Tauxières de 48 ans.

Rien à désirer dans cette localité sous le rapport de la salubrité.

La superficie du territoire de Tauxières est de 539

(1) *Chalette ; Dictionnaire historique et statistique des communes du département de la Marne.*

(2) *Chalette ;* ouv. cité.

hectares , dont 379 en terres labourables , 8 en prés , 5 en vignes , le reste en propriétés bâties ou occupé par la Livre; quelques terrains incultes.

Comme à Mutry, tout est disposé à Tauxières pour en faire un pays éminemment agricole. On y compte 25 laboureurs employant la charrue *tourne-oreille*.

Je dois, à l'obligeance du docteur Griffon, d'Ay, les renseignements statistiques sur Tauxières.

Le choléra sévit, en 1832, sur 29 personnes, et occasionna 6 décès, dont 2 hommes sur 12 malades, et 4 femmes, sur 17 malades.

Louvois (de *lupis via*, voie du loup).

A 1 myriam. 1 kilom. N. q. E. d'Ay ; 2 myriam. 2 kilomètres S. q. E. de Reims, à 2 myriam. 4 kilom. O. q. N. de Châlons.

En suivant la route qui traverse la Livre, à Mutry, et qui forme la rue Haute à Tauxières, on arrive au commencement de la principale rue de Louvois, au bout de laquelle existe, devant la grille du Château , une vaste place, point de réunion des routes de Châlons et d'Epernay à Reims. C'est en cet endroit que sort du parc , la Livre qui n'est alors qu'un assez faible ruisseau descendant de Vertuel. Louvois a l'aspect d'une petite ville au fond d'une gorge et près des ruines de l'ancienne ville de Bulon , signalées par une croix monumentale. Son église est intéressante par ses tombeaux et ses épitaphes.

Le département de la Marne et en particulier le canton d'Ay, offrent peu de richesses au numismate et à l'archéologue , et s'il nous était permis , sans trop nous écarter de notre sujet, de faire une courte station, d'évoquer quelques souvenirs historiques sur notre canton,

II. 3

nous choisirions Louvois et ses environs pour suspendre un instant l'attention du lecteur bienveillant.

> « La porte de la poterne s'ébranle... elle se rompt...
> « elle est brisée en mille éclats par la violence de ses
> « coups ; les assiégeants s'y précipitent.... Les ou-
> « vrages extérieurs sont emportés. Ah ! grand Dieu !
> « du haut des murailles, ils précipitent dans le fossé
> « ceux qui les défendaient. O hommes ! si vous êtes
> « véritablement des hommes , épargnez ceux qui ne
> « peuvent plus se défendre !
>
> « Et le pont, le pont qui communique au château,
> « l'ont-ils également emporté ? »
>
> (WALTER-SCOTT ; *Ivanhoe*, page 396.)

Pendant longtemps encore la France souffrira des excès de la révolution de 1789. Le bouleversement le plus profond fut imprimé à un ordre social que la main du temps paraissait avoir scellé sur des bases inébranlables (1). La noblesse avec ses allures chevaleresques , trouvait autrefois sa personnification dans les habitants du marquisat de Louvois. Son plus ancien seigneur est Gaucher de Châtillon , qui vivait en 1218 ; bien plus tard , en 1777, Mesdames de France , tantes du roi Louis XVI , firent l'acquisition de cette belle résidence , érigée alors en duché-pairie. La fureur des démagogues s'exerça jusque dans les endroits les plus paisibles et le château fut en partie démoli en 1792. Ce qui reste forme encore aujourd'hui une habitation superbe , occupée par M. le baron Hemart.

ÉCARTS DE LOUVOIS : La Neuville-en-Challois (cailloux) , qui passe pour avoir été un gros village , ayant au XVIe siècle une église paroissiale et un couvent de moines blancs , détruit par les Anglais.

(1) *A. PHILLIPPE ; Histoire des Apothicaires chez les principaux peuples du monde.*

Ces moines appartenaient-ils, comme à la Neuville-au-Temple, environs de Châlons, à la commanderie des *Templiers*, cela paraît probable.

Un manteau de bure blanche, et sur l'épaule gauche une croix octogone en drap rouge, distinguait cet ordre religieux. On sait qu'à une certaine époque, des chevaliers chrétiens remplacèrent, en Europe, les troupes soldées, formèrent une espèce de milice régulière qui ne fut pas toujours exempte de dérèglements. Il existait deux grandes *préceptoreries* de chevaliers templiers ; chaque préceptorerie se divisait en grands *prieurés* ou états politiques ; chaque prieuré comprenait un certain nombre de *bailliages* ou provinces, et chaque bailliage les *commanderies* ou villes qui en dépendaient (1).

Le commandement suprême était confié à un grand maître, qui portait à la main un bâton, à l'extrémité supérieure duquel se trouvait une plaque ronde où était gravée la croix de l'ordre, inscrite dans un cercle. L'éducation du chevalier commençait à l'âge de sept ans ; on passait bientôt à l'office de page ou de *damoiseau*, puis on devenait écuyer, et lorsqu'il ne manquait plus rien aux qualités du *poursuivant d'armes*, il était admis aux honneurs de la chevalerie. Les lices d'un tournoi, un champ de bataille, le fossé d'un château, la brèche d'une tour, étaient souvent le théâtre honorable où se conférait l'ordre des vaillants et des preux (2).

Au bas de la ferme de Vertuel, autre écart de Louvois, est la source de la Livre et celle de la Trinité, dite Regard-des-Prés ; cette dernière est fréquemment vi-

(1) Note d'Albert Montémont, traducteur de Walter-Scott.
(2) *CHATEAUBRIAND ; Génie du Christianisme,* tome 3, page 142.

sitée par des pèlerins, et il s'y tenait autrefois une foire près d'un hameau remplaçant la ville détruite de Bulon, où conduisait un chemin dit encore Voie-de-Bulon. Cette foire se perpétue sans autorisation (1).

La population de Louvois est de 411 habitants.

Le choléra, du 25 juin au 8 août 1832, a rendu malades 24 hommes et 30 femmes ; 1 seul homme est mort et 3 femmes.

On a trouvé, dans les bois de Louvois, à sept mètres de profondeur, un morceau de bois fossile du poids de six kilogrammes, couvert de fer sulfuré.

Bouzy (de *boscus,* bois).

A 1 myriam. 1 kilom. N. q. E. d'Ay ; 2 myriam. 4 kilom. S. q. E. de Reims ; 2 myriam. 1 kilom. O. q. N. de Châlons.

Village en pente vers le bas de la montagne de Reims et qui a pu très-anciennement border les bois (*bous*), dont une partie a été défrichée pour y planter la vigne ; nous avons déjà parlé des vins de Bouzy pour leur qualité supérieure. Quatre sources descendent de la montagne, dans des conduits en terre cuite, et le faible ruisseau qui en résulte, est totalement absorbé par le sol au-dessous du village. Les puits donnent une eau très-saine, reposant sur le crayon. La gelée a fait des ravages en 1838, et la grêle en 1840 et en 1855, sur ce territoire (2). Presque toutes les communes vignobles du canton d'Ay ont souffert de la grêle à deux reprises différentes au mois de juin 1855. On pouvait compter sur un tiers de récolte ordinaire lorsque d'énormes grêlons ont réduit la production à 100 litres à peine en moyenne par ar-

(1) *Chalette ; Dictionnaire des Communes.*
(2) *Chalette ; Dictionnaire des Communes.*

pent. A Champillon, Cumières et Cormoyeux, les vignes ont cependant donné en moyenne une pièce l'arpent. Ainsi en 1853, faible récolte due à l'humidité du mois de juin. En 1854, récolte presque nulle à cause de la gelée de la nuit du 24 au 25 avril. En 1855, récolte insignifiante, à cause de deux orages accompagnés de grêle au milieu du mois de juin. Le bois, quoiqu'assez profondément maltraité, ne semble pas cependant faire craindre une quatrième mauvaise récolte pour 1856.

La population de Bouzy est de 346 habitants.

Le choléra a sévi, en 1832, du 20 au 25 juillet et n'occasionna qu'un seul décès, une femme.

Cette commune doit son église, bâtie depuis quelques années, à la munificence d'un de ses habitants que la fortune a favorisé en le dotant du fameux lingot d'or, lot principal de la loterie dite *du lingot d'or*.

Nous avons fait mention dans notre première partie de la constitution géologique du territoire de Bouzy.

Écart : La tuilerie dite la Tourtelotte.

Ambonnay (d'*ambo fana*, les deux temples ; ou plutôt d'*ambonem*, incliné).

A 1 myriam. 3 kilom. E. q. N. d'Ay ; 2 myriam. 5 kil. S. q. E. de Reims ; 2 myr. O. q. N. de Châlons.

Cette commune, sans rivière, est en pente et entourée d'anciens fossés et remparts. Un ancien château occupe son extrémité supérieure ; un grand abreuvoir sur une place plantée est en avant ; une autre place avec une ancienne croix en pierre, portant la date de 1582, est vers le milieu, et l'église qui présente le style de transition du XII⁰ siècle est au bas (1).

____

(1) *Dictionnaire des Communes.*

Le vignoble d'Ambonnay est la continuation de celui de Bouzy. Ces deux villages communiquent aujourd'hui par un chemin vicinal dit de *grande communication*.

La population d'Ambonnay est de 601 habitants.

Deux malades atteints du choléra en 1832; un homme et une femme; point de décès.

Écarts : Le moulin à vent et la ferme de Crilly, ancienne commanderie (1).

La flore départementale, due en grande partie aux recherches de M. Saubinet, de Reims, botaniste distingué, a été créée autour de Crilly et aux environs. Nous reproduisons à ce propos, à la fin de cette brochure, la liste des plantes dont il est fait mention dans notre première partie, avec l'indication exacte des lieux où elles croissent aux environs d'Ay. Nous ajoutons à cette nomenclature quelques plantes omises, espérant, par ces rectifications, faire tomber le reproche d'avoir été

(1) Tout-à-fait à l'extrémité orientale du canton d'Ay, on voyait la ferme de Crilly qui n'existe plus depuis longtemps. Un petit bâtiment en forme de châlet, au-dessus de la porte duquel on lit ces mots : *Crilly, construit en 1853*, en rappelle le souvenir. Il avance sur un étang dont les bords sont plantés de tilleuls, de marronniers d'Inde et de hauts peupliers. Une haie vive entoure un petit bois où poussent le syringa, des cerisiers nains, l'aulne, le sureau, l'aubépine (*alba spina*) formant des massifs qui dérobent la pièce d'eau aux regards du côté du nord et à l'est. La source qui alimente cet étang coule abondamment et sort du sol, au centre d'un bassin couvert, dans le petit parc où végètent beaucoup de plantes de la flore départementale. Les eaux s'écoulent par un ruisseau qui se perd bientôt au milieu des terres. Ainsi, le mot Crilly, souvent répété dans les tableaux qui font suite à cet ouvrage, sera pris au figuré et indiquera seulement l'emplacement de l'ancienne ferme de Crilly. Cet endroit que je viens d'explorer est en pleine végétation en ce moment.

trop prodigue ou de n'avoir pas parlé de certains végétaux dont les propriétés alimentaires, médicinales et
vénéneuses bien constatées, ne permettaient pas l'oubli.

Saint-Imoges (de Sainte-Image).

A 8 kilom N.-O. d'Ay; à 2 myriam. 1 kilom. S. q. O.
de Reims; à 3 myriam. 4 kilom O. de Châlons.

Village dans les bois à gauche de la route d'Epernay
à Reims, entouré de prairies, de terres labourables et
de jardins. Entre Saint-Imoges et Nanteuil existent des
étangs où l'Ardre, ou le Nôron, prend sa source et quitte
bientôt notre canton pour pénétrer dans celui de Châ-
tillon-sur-Marne.

Saint-Imoges paraît avoir pris son nom d'une image ou
statue très-vénérée de la sainte Vierge, attachée à un
chêne, le long de la route, près d'une chaumière habi-
tée par le surveillant d'un magasin de bois. Les pèlerins et beaucoup de voyageurs, attribuant une grande
vertu au chêne dépositaire de cette précieuse relique,
lui enlèvent chacun un petit fragment de son écorce.
L'arbre mort et complètement débarrassé de son en-
veloppe corticale pour fournir aux croyants, la statue
est attachée au tronc du plus beau chêne voisin; ainsi se
perpétue la possibilité de posséder un petit morceau du
chêne à la Vierge (1).

La population de Saint-Imoges est de 230 habitants

(1) La religion et la médecine ont leurs amulettes.
On appelle amulettes, tout objet quelconque, corps natu-
rel, figure, image, emblème, inscription, recette, qu'on porte
pendu au cou, appliqué sur une partie du corps, ou placé entre ses vêtements dans la persuasion qu'il peut prévenir les maladies, les guérir, empêcher les maléfices, et garantir de tous
les malheurs (*Dict. abrégé des Sciences médicales,* tome 1,
page 354).

occupés du travail des bois. Les hommes, les chevaux et les bœufs, fatiguent beaucoup à débarder, c'est-à-dire à transporter les bois aux dépôts sur la route. L'eau dont les habitants font usage est un peu chargée de limon, reposant sur l'argile et la marne. Les puits peu profonds sont creusés dans ces substances.

On remarque, surtout à l'automne, des fièvres intermittentes, à Saint-Imoges. Le choléra, en 1832, a frappé 13 personnes dont 6 hommes et 7 femmes; 5 décès, 2 hommes et 3 femmes. Il a été insignifiant en 1849; 2 personnes seulement ont été atteintes, un homme et une femme; pas de décès.

Au contraire, en 1854, il a été bien caractérisé sur 50 personnes, et 15 autres ont été plus ou moins incommodées. Sur cette quantité on compte 24 décès, 11 hommes et 13 femmes. J'ai dû signaler à l'autorité administrative le dévouement de l'abbé Brunckler pendant cette dernière épidémie. Quelques petites véroles en 1855.

ÉCARTS : La Neuville-en-Bauvais, à 4 kilom. de Saint-Imoges, 5 kilom. d'Ay, au sein d'une forêt, près d'un étang et d'un chemin dit Romain, nommé le Cheminet, passe pour avoir été une ville. Selon toute apparence, c'était un lieu fortifié très-anciennement, et qui remonte au moins à l'an 1500 (1).

Germaine (fondé par des Germains).

A 8 kilom. N. d'Ay; à 1 myriam. 8 kilom. S. de Reims; à 3 myriam. 9 kilom. O. q. N. de Châlons.

Ce village, sur la montagne de Reims, au milieu des

_____

(1) J. CHALETTE ; Dictionnaire des communes du département de la Marne.

bois, est bâti en pente tournée vers l'Est. Son territoire est montueux et traversé par de faibles ruisseaux.
Il est formé de terres labourables, de prés et en ma-
jeure partie de bois (1).

ÉCARTS : Vaurémont ; les Haies et la ferme de Bœuf.

La petite plaine comprise entre Germaine et Vaurémont est actuellement traversée par l'embranchement
du chemin de fer de Paris à Strasbourg qui conduit
d'Epernay à Reims. Germaine n'a pas de station ; la ligne
de fer cesse d'être à découvert au bas de la prairie de
Bœuf, pour s'enfoncer au sein d'une montagne jusqu'à
Rilly. Le percement de ce souterrain en 1853, s'est
opéré à grands frais, après bien des fatigues , des acci-
dents et la perte de la vie à plus de trente individus.
Le canton d'Ay est donc traversé du nord au sud par
un chemin de fer, à partir de Vaurémont jusque près
du pont d'Epernay. Il décrit, dans son parcours, une
grande courbe autour de la montagne de Mutigny,
vaste mamelon de la montagne de Reims. Cette
voie de communication d'une rapidité extraordinaire et
qui témoigne au plus haut degré de l'intelligence humaine, modifie singulièrement les relations des habitants de notre pays. Economie de temps pour aller d'une
ville à l'autre ; transport plus prompt et moins coûteux
de nos vins de Champagne. Jouissances réelles pour le
voyageur qui voit, pour ainsi dire en un clin-d'œil, se
succéder ces tableaux si variés et si multipliés de la nature, à toutes les époques de l'année ; telles sont les
sources d'augmentation de la fortune publique aux-
quelles nous pouvons puiser chaque jour et presque à
chaque heure. Avenay et Ay ont des stations distantes

____

(1) *J. CHALETTE,* ouv. cité.

seulement de quelques centaines de mètres de chacune de ces deux localités ; heureux privilège accordé aux deux plus importantes communes du canton.

Quelques mots sur les différentes voies de communication dans notre canton ne peuvent pas être déplacés ; aussi, arrivé à Ay, parlerai-je de nouveau des avantages résultant du chemin de fer, des routes, du canal et des divers cours d'eau, etc.

La population de Germaine est de 386 habitants.

Le nombre des cholériques, en 1832, a été de 50 ; 23 hommes et 27 femmes ; 16 décès, 7 hommes, 9 femmes. Nous manquons de renseignements sur les épidémies de 1849 et de 1854.

Tours-sur-Marne (de *turris*, tour, ou *toue*, bateau servant de bac).

Son église a une vieille tour très-remarquable.

A 9 kilom. E. d'Ay ; à 2 myriam. 6 kilom. S. q. E. de Reims ; 2 myriam. 2 kilom. O. de Châlons.

Cette commune importante est assise au pied de collines crayeuses. Son sol, avec des engrais, convient aux céréales et aux plantes fourragères. Les terres d'ajaux produisent beaucoup de pailles et n'exigent pas de fumier. Les bois sont essences de chêne, orme, frêne et tremble ; le taillis est généralement en coudrier, bois noir, fusin, etc. Le territoire est traversé par la Marne et son canal latéral. Les cendres de Bouzy et d'Ambonnay sont jetées au printemps sur les prairies artificielles (1).

N'ayant en aucune façon exploré Tours-sur-Marne, je me suis renfermé dans quelques notes empruntées à

---

(1) *J. Chalette ; Dictionnaire des Communes.*

l'ouvrage de M. Chalette. Je ferai la même remarque pour les communes du canton en dehors de ma clientèle médico-rurale.

On a trouvé récemment au lieu dit Socote, près de Tours, un grand nombre de médailles romaines à l'effigie de Gallien et autres.

La population de Tours-sur-Marne est de 865 habitants, parmi lesquels on compte 106 laboureurs ayant souvent plusieurs individus à leur service.

On a compté, en 1832, 105 cholériques, dont 45 hommes et 60 femmes ; 33 décès, 14 hommes, 19 femmes.

Bisseuil (de *buscus*, bois).

Eglise remarquable par ses voûtes.

A 6 kilom. E. d'Ay ; 2 myriam. 6 kilom. S. q. E. de Reims ; à 2 myriam. 4 kilom. O. de Châlons.

Ce village, autrefois entouré de fossés, rebâti avec régularité après les incendies de 1754 et de 1768, au bord de la Marne et sur la pente douce d'un mont élevé de 150 mètres au-dessus du niveau de la mer, est traversé par le canal latéral, sur lequel il a deux ponts.

ÉCARTS : Les maisons de Chézy.

La population de Bisseuil est de 633 habitants, qui boivent l'eau saine et reposant sur la craie de leurs puits creusés dans le tuf, le gravier et la craie, à la profondeur de 10 à 20 mètres.

Le choléra, en 1832, y a fait mourir 15 hommes et 15 femmes.

Le sol se compose de terres friables, calcaires et de terres argileuses, et convient principalement au froment, à l'orge et à la luzerne. On trouve au nord, des carrières de craie, de pierre à chaux grasse et hydraulique, de terre à carreaux, du sable, de la grève et du gravier de rivière (1).

Mareuil-sur-Ay (de *malus riolus*, mauvais ru).

Eglise très-anciennement classée parmi les monuments dignes d'un haut intérêt.

A 3 kilom. E. d'Ay ; 2 myriam. 2 kilom. S. de Reims ; à 2 myriam. 7 kilom. de Châlons.

Mareuil est au pied d'un mont crayeux, élevé de 145 mètres au-dessus du niveau de la mer, et garni d'excellentes vignes, d'où est né le dicton : *Ay le Renom, Mareuil le Bon.*

Le commerce principal est, comme à Ay, celui des vins en bouteilles. Les travaux qu'il nécessite et la culture de la vigne prennent presque tout le temps de ses laborieux habitants. Le sol qui se compose de terre d'alluvion pour moitié, de terre crayeuse pour un quart, et de terre blanche pour le reste, convient au froment et aux plantes fourragères. Le sable et le gravier ne manquent pas sur les bords de la Marne.

Le territoire de Mareuil a souffert des inondations en 1816 et 1820, et de la gelée en 1830 et 1855, mais moins que les communes d'Ay, de Mutigny et d'Avenay (2).

Écarts : Le moulin de Grivorge sur la Livre.

La population de Mareuil est de 1,008 habitants.

Cinquante-cinq personnes furent atteintes du choléra en 1832, 25 hommes et 30 femmes. On a compté 32 décès, dont 17 hommes et 15 femmes.

Le village de Mareuil paraît l'un des plus favorisés

(1) *J. CHALETTE : Dictionnaire des Communes.*
(2) *Id.* *Id.*

du canton d'Ay, sous le rapport de la situation , de la salubrité, de l'aisance. Les habitations y sont pour la plupart grandes, saines, bien aérées, suffisamment espacées. Le château, ancienne résidence de la famille d'Orléans, qui possédait un vignoble à Mareuil , appartient aujourd'hui à M. le duc de Montebello, fils du maréchal Lannes. Il est remarquable par la vue qui s'étend sur les vastes plaines au-delà d'Oiry et de Plivot, villages du canton d'Avize. Le canal latéral de la Marne borde au sud le parc qui l'entoure. De beaux jardins fleuristes et potagers traversés par les deux rues principales de Mareuil, s'étendent au nord. Le commerce de vins de Champagne se fait au château de Mareuil sur une assez vaste échelle.

La route qui conduit de Mareuil à Ay est belle, bien entretenue, parfaitement horizontale et parallèle au canal. Il est à regretter que le chemin de fer qui la coupe obliquement lui fasse décrire une courbe tout près d'Ay.

Nous sommes actuellement dans la partie la plus commerçante, la plus riche, la plus fertile, la plus animée du canton. En effet, les communes de Mareuil et d'Ay, où nous allons entrer, ont un commerce immense qui s'étend sur tout le globe et ajoute singulièrement à la richesse propre du pays, non moins remarquable par sa culture de la terre et celle de la vigne qui y agglomère la population. Ainsi Avenay, Mareuil et Ay, ont ensemble 5,623 habitants, chiffre représentant plus des deux cinquièmes de la population totale du canton qui est de 12,983 individus. On voit donc combien les travaux de la vigne exigent de bras et combien depuis trois années consécutives que la récolte manque, la portion la plus nombreuse, la plus active, la plus laborieuse et toujours la moins aisée de la population doit être en souffrance. A côté du tableau de l'opulence et de la richesse commerciale nous avons malheureusement à mettre [en regard celui de la misère et de la gêne des travailleurs. Espérons et formons des vœux pour que plusieurs bonnes récoltes prochaines viennent rétablir l'équilibre de la prospérité et faire disparaître le malaise

Nous savons bien que, de son côté, le commerce fait des sacrifices et souffre peut-être lui-même; mais tant qu'un pays ne trouve pas dans son sol, dans le travail de ses plus nombreux habitants, ses éléments de vivification, il n'y a d'aisance pour personne.

Ay-Champagne (*Aggeium*, d'*agger*, élevé).
A 2 myriam. 7 kilom. S. de Reims ; 2 myriam. 9 kil. O. de Châlons-sur-Marne ; 3 kilom. N.-E. d'Epernay ; 15 myriam. E. de Paris.

Il serait difficile d'assigner l'origine d'Ay ; cependant on ne peut contester son ancienneté à l'aspect de ses nombreuses rues, étroites et tortueuses (1).

Cette petite ville, chef-lieu de canton de l'arrondissement de Reims, agréablement située, sur la pente du riche côteau adossé à la montagne de Reims, célèbre pour ses excellents vins, peut-être divisée sous le rapport de la salubrité et de la fréquence des maladies en trois zones bien distinctes. La première, la plus saine, comprendrait toute la partie nord de la ville jusqu'aux rues des Mureaux, du Presbytère et de l'Huilerie qui vient aboutir à la rue de Châlons. Dans cette zone tra-

(1) *Histoire des villes, bourgs et villages remarquables de la Marne,* par *A. CALMETTE.*

servée dans presque toute sa longueur par les rues
Haute et de la Charte, c'est-à-dire de la porte aux
Brebis au point aboutissant de la rue de la Charte à la
rue de l'Huilerie, se trouvent les habitations les mieux
exposées et les plus hygiéniques. La zone du centre
comprendrait toute la partie située entre les rues qui la
séparent de la zone du nord et la rue de la Nau, la
place de l'Hôtel-de-Ville, la rue de Châlons qui la
séparent de la zone du sud.

Les rues qui traversent cette partie de la ville vont
toutes, à l'exception du passage Sainton et de la rue
Billecart, du nord au sud, ce sont : en commençant à
l'est les rues Neuve, de la Révolution, des Estarottes,
des Elections, de la Tuerie, du Vétérinaire; la ruelle
du Café; la rue de la Tour; la place du Marché; les rues
Touron, Franche, Saint-Vincent, de l'Eglise, de la
Chaise-Tantalis, Lasnier, de l'Ouest et la promenade des
Mureaux.

La zone du sud comprend tout le bas de la ville, entre les rues de la Nau, la place de l'Hôtel-de-Ville et
la rue de Châlons, qui la séparent de la zone du centre,
et les promenades de la porte Châlons, la rue du
Cimetière des Huguenots, les promenades de la Gare,
qui limitent la ville au sud. Nous trouvons ensuite quelques habitations entre les promenades et le canal; au-
delà du canal, la rue des Poinçonniers.

Les Écarts d'Ay sont : Champerrier; la Malmaison;
les Moulins de la côte; la Cuve; la Gare; l'Ecluse d'Ay
et le Pré-de-Mars, sur le bord de la Marne, contre le
pont d'Epernay.

En examinant plus en détail chacune des trois zones,
nous voyons celle du nord séparée des vignes de la
côte par des fossés creusés sous François 1er, qui permit

de faire clore et fermer la ville de tours, murailles, portes et fossés, pour éviter les aguets, incursions et pilleries des gens de guerre (1). Henri III confirma cette permission en ordonnant que les forains concourussent à ces travaux.

Deux fontaines publiques existent dans la rue Haute; la première est située près la porte Chauffour, à l'angle formé par les rues Haute et de la Crayère ; la seconde est adossée à la maison de M. Jannet, premier adjoint au maire. Ces fontaines, ainsi que plusieurs autres, appartenant à la ville et aux particuliers, sont alimentées par une source éloignée de 2 kilomètres, appartenant à M. Bigot.

Le château, construction simple et moderne, dominant une partie de la ville, fut la résidence de M. Froc-de Laboulaye, conseiller d'Etat, ancien maire d'Ay, et du comte de Mareuil, ancien pair de France, ambassadeur à Naples. Une glacière existe au château.

Outre les rues Haute et de la Charte qui traversent cette zone du nord dans sa longueur, nous trouvons en commençant à l'est, le rempart du Levant ; la rue des Chaudes-Terres ; la rue des Champs ; la rue et la cour Allard ; la cour de la Légion-d'Honneur ; les rues Vautrin, de la Brèche, de la Crayère ; la cour Clamecy ; les rues Clamecy, Nitot, Roger, Saint-Eloi, dans le sens transversal ; la petite rue de Navarin, dans le sens longitudinal, qui fait communiquer la rue Saint-Eloi avec la ruelle des Jardins. La promenade des Mureaux.

Le cimetière, entouré de murs à 300 mètres environ de la ville, est situé à l'ouest et dans la zone du nord.

La zone centrale offre de remarquable : 1° l'Eglise

____

(1) *J. Chalette; Dictionnaire des Communes.*

dont le portail, la tour, le chœur et l'abside sont signalés par la commission archéologique. La chaire à prêcher, établie depuis trois années; les tableaux du maître autel et de l'autel Saint-Brice; la grille qui sépare la nef du chœur; les stalles, l'orgue et l'horloge excitent la curiosité. Des travaux importants sont projetés .pour la restauration de cette église.

2ᵉ La nouvelle place, actuellement place du Marché, doit être plus tard entourée de constructions qui en feront un endroit important pour le petit commerce et pour celui des denrées alimentaires.

3° Quelques maisons sculptées qui accusent une antiquité très-reculée.

Dans la zone du sud, on trouve l'Hôtel-de-Ville moderne, construit de 1788 à 1791 et agrandi en 1839, époque où il fut doté d'un nouvel auditoire pour la justice-de-paix, d'un vaste local pour recevoir les pompes à incendie, et de deux salles pour les bureaux et les archives. Une fontaine publique est creusée dans la façade principale de cet édifice.

La cour de l'Hôtel-Dieu, située près de l'Hôtel-de-Ville, tire, selon toute probabilité, son nom d'une maison de charité, fondée dès 1684 par M. Letellier, de Reims.

La rue du Villemoyer, conduisant de la place de l'Hôtel-de-Ville à l'avenue de la Gare, est destinée à un grand mouvement.

Les autres rues principales du sud de la ville sont : les rues de la Folie, du Trou-Cohue, du Prêche, du Grès, du Frein, de la Liberté. Au-delà de la rue du Villemoyer, la cour des Veuves; la rue du Maire; la rue Maltournée; la cour du Chantre; la rue du Sonneur; l'impasse du Sabotier; la cour d'Herbès; la cour de la

Brasserie ; la rue de la Planchette et l'impasse de la Nau.

La caserne de gendarmerie n'offre rien de remarquable.

Un établissement de bains appartenant à un particulier rend d'utiles services.

L'hospice actuel, dont la surveillance est confiée à un conseil d'administration, composé : du maire, président ; du curé ; du notaire, trésorier ; et de trois autres notables de la ville. Un médecin est chargé du service quotidien des malades laissés aux soins de quatre sœurs de Saint-Vincent-de-Paule. Cet établissement, dont les ressources sont augmentées, grâce au legs de Mme Lasnier-Roger, est surtout utile en temps d'épidémie. Une chapelle fait suite aux salles des malades ; un vaste jardin, une belle cour, de grands bâtiments, rendent cet hospice aussi sain que possible, bien que situé dans la partie basse de la ville ; car nous avons à signaler dans cette zone du sud l'existence d'égoûts qui passent sous le canal, et à l'ouest d'Ay, de vastes réservoirs destinés aux eaux pluviales et aux immondices de la rue de la Nau, comme causes à l'automne de fièvres intermittentes.

« Ce fut en 1768, que l'on commença à combler les fossés, où l'eau des égoûts s'était amassée et avait produit une vase infecte. » On veut ici parler des fossés qui existaient de la porte Châlons à la porte de la Nau, actuellement remplacés par les promenades de la porte Châlons, de la tour Claudine et de la Gare.

La situation et l'agglomération de la population font peut-être aussi que les maladies paraissent et sont réellement plus fréquentes et plus nombreuses dans ces endroits plus humides et plus voisins du canal et de la rivière.

Déjà la création du chemin de fer a fait disparaître des mares situées au-delà du canal et rendu plus saine cette partie de la ville destinée à la circulation des étrangers.

La promenade de la Gare est chaque dimanche, le soir, le lieu de réunion des habitants pour un bal qui commence le 1ᵉʳ dimanche de mai et se termine au commencement de septembre, par les brillantes fêtes d'Ay qui, surtout depuis trois ans, attirent par le chemin de fer un grand nombre d'amateurs des villes voisines.

Outre l'hospice, Ay possède un bureau de bienfaisance jouissant de 600 francs de rente; mais mademoiselle Coquebert légua, en 1743, une somme de 3,107 fr. à employer par les administrateurs à la nourriture et à l'entretien des pauvres, et elle a laissé à l'Hôtel-Dieu d'Epernay 10,000 fr., à la condition de recevoir gratuitement, à perpétuité et à *continuelle succession de mort à vie*, deux pauvres de la paroisse d'Ay, sur la présentation du curé et du maire dudit lieu.

Madame Virotte, par testament, du 1ᵉʳ mars 1806, fonda aussi dans le même hôpital un lit pour un pauvre d'Ay ou de Mareuil (1).

La ville d'Ay n'a été épargnée par aucune des épidémies cholériques de 1832, 1849 et 1854.

Pendant la première invasion du choléra 125 personnes furent atteintes, 61 hommes et 64 femmes, dont 37 hommes et 36 femmes succombèrent.

En 1849, 81 personnes furent atteintes, 38 hommes,

____

(1) *J. Chalette ; Dictionnaire des Communes.*

43 femmes; il y eut 45 décès, 25 hommes et 20 femmes.

En 1854, on compte 250 sujets atteints; 140 hommes, 110 femmes et 90 décès, dont 52 hommes et 38 femmes.

C'est vers le milieu du mois de juin que l'épidémie de 1849 commença pour se terminer au commencement de décembre.

C'est le 11 juin que le choléra fit, en 1854, sa première victime à Ay. Il se termina vers la fin de septembre. Il est à remarquer que l'épidémie la plus meurtrière, celle de 1854, fut aussi la plus courte.

Une épidémie de petite-vérole a commencé le 25 juillet 1855, et au moment où nous écrivons nous observons encore quelques cas, rares il est vrai, de cette affection qui n'a fait aucune victime.

Comme dans toutes les autres localités, on remarque des fièvres typhoïdes à Ay. Une année, en 1851, nous observâmes au même moment plus de 20 ictériques dans le même quartier.

Nous mentionnons seulement les autres fièvres éruptives, telles que la rougeole et la scarlatine sur les enfants, en 1850.

Une épidémie de rougeole règne en ce moment à Ay et a déjà, depuis le commencement de mars, atteint plus de 250 enfants; plusieurs adultes ont eu aussi cette maladie qui n'a du reste été fatale qu'à quelques très-jeunes sujets; (nous n'avons pas constaté de décès au-dessus de l'âge de 22 mois).

La vaccine ne se pratique pas toujours régulièrement dans le canton d'Ay. En 1855, probablement à cause de la petite vérole, les habitants d'Ay et de Dizy furent un peu plus zélés pour faire vacciner leurs enfants; je dirai cependant que c'est plutôt à ma sollicitation , qu'à l'empressement, que près de 100 vaccinations furent pratiquées dans ces deux communes.

INSTRUCTION. — Avant la révolution, et dès l'an 1683 , Ay avait des sœurs de l'Enfant-Jésus qui instruisaient gratuitement les jeunes filles. Elles ont été remplacées par quatre sœurs de la Providence. Aujourd'hui, l'instruction des garçons est confiée aux frères de la Doctrine chrétienne ; cet essai réussira nécessairement pour les enfants des familles peu aisées , mais les personnes qui voudront donner une éducation complète et plus relevée à leurs enfants les enverront dans les villes d'Epernay, de Reims ou de Paris ; ou bien comme cela se pratique encore, un professeur particulier se chargera de quelques jeunes gens avant leur entrée au collège. Les deux écoles communales sont fréquentées par 400 élèves, environ 200 de chaque sexe.

La population d'Ay est de 3,415 habitants s'occupant spécialement de la culture de la vigne et de tous les les soins que demandent la préparation et le commerce des vins de Champagne.

Ay a un port et quatre ponts en bois sur le canal latéral de la Marne. Un pont, en fonte, du chemin de fer sur le canal, et trois ponts en pierres , dont deux servant d'aqueduc lors des inondations dans la prairie, et le troisième avec quatre arches sur la rivière détournée de son lit à l'intersection de l'embranchement de Reims et de la ligne de Strasbourg. Il existe un quatrième pont en pierres sur la route de Mareuil.

« Le sol, dit M. Chalette, dans les trois quarts du » territoire, soit en plaine, soit sur les flancs et le som- » met des côteaux peu élevés, est composé d'une couche

» de terre végétale légère, spongieuse, qui se dessèche
» facilement. Dans l'autre quart avoisinant les bois,
» les couches superposées sont plus variées. La couche
» supérieure, sèche et rougeâtre, diffère peu de celle
» désignée ci-dessus : vient ensuite une argile blanche
» ou grise , suivie généralement d'une couche de terre
» noire sulfureuse, contenant une grande quantité de
» débris de coquillages, et au-dessous, le plus souvent,
» on trouve du sable. Ces couches sableuses sont sur-
» tout estimées comme engrais pour les vignes. A une
» plus grande profondeur, existe le banc de craie.

» Le territoire, dont la longueur est d'environ 5 kilo-
» mètres et la largeur de 3, contient 1,327 hectares,
» savoir : 347 en terres labourables, 238 en prés, 383
» en vignes, 222 en bois, etc.

» On trouve dans le terrain communal, appelé les
» Forêts, du silex qui est employé pour les fondations
» des bâtiments et l'entretien des chemins, quelques
» meulières et des terres sulfureuses pour amender les
» vignes.

» On trouve encore de la terre à brique et à tuile,
» du sable, de la grève, du gravier, un peu de minerai
» de fer, près de la limite de Saint-Imoges, et de la
» pierre à chaux grasse.

» Il y a six sources sur le territoire d'Ay, nommées :
» de la Maison-Blanche, du Chêne, des Forêts, de
» Charles-Fontaine, de Chipotay et du Champ-Perrier.
» L'eau des trois premières est réunie pour alimenter
» les fontaines publiques.

» Les bois en coupes réglées, s'abattent à l'âge de 20
» ans. Un quart est mis en réserve. Les bois commu-
» naux contiennent près de 80 hectares.

» Le vignoble d'Ay jouit depuis un temps immémo-

" rial de la plus flatteuse estime ; aussi Léon X, Hen-
" ri VIII, d'Angleterre, et François 1ᵉʳ , avaient-ils à
" Ay des vendangeoirs , suivant Saint-Evremont;
" Henri IV et Sully y possédaient des maisons, d'après
" les traditions.

" Est né à Ay, le 14 avril 1787 , le célèbre docteur
" Louis , membre de l'Académie de médecine. "

Dizy-sur-Marne (de *diva Isis*, déesse des fleuves).
A 3 kilom. O. d'Ay ; 2 myriam. 7 kilom. S. de Reims ;
à 3 myriam. 1 kilom. de Châlons.

Ce village , situé sur l'ancienne route d'Epernay à
Reims, a perdu de son importance depuis l'établissement du chemin de fer. Mais en revanche, au bas d'un
mont couvert d'excellentes vignes , à proximité du canal latéral et de la ville d'Epernay , il ne souffrira pas
longtemps de cette modification ; au contraire sa population aujourd'hui de 400 habitants ne pourra qu'augmen-
ter à cause de la tendance des employés et ouvriers de
la ligne de fer à se loger à la campagne où les loyers
sont moins chers.

Dizy a deux rues principales ; la première, formée par
l'ancienne route est perpendiculaire à la seconde , traversée par le ruisseau de Champillon ou des Rosières.

Les maisons sont généralement saines et bien bâties.

Les Écarts sont : Les fermes du Pont-de-Dizy et la
Folie.

Le commerce des vins en cercle et en bouteilles prend
de l'accroissement dans cette commune.

On boit à Dizy, l'eau de puits qui est saine et repose
sur la craie.

Les indigents , en petit nombre , de Dizy, ont seuls le
droit de mendier dans son intérieur.

Le sol, crayeux et grèveux, convient au froment, à la luzerne et au sainfoin. Le sol des vignes est formé d'une terre creuse, légère, ou d'une terre forte ; l'une et l'autre sur le banc de craie. On l'amende avec la terre rougeâtre ou jauneâtre, sablonneuse ou sulfureuse des Rosières, à laquelle on mêle du fumier. On trouve à Dizy en fouillant dans certains endroits du bois pétrifié qui paraît être du châtaignier.

L'épidémie cholérique de 1832 atteignit 64 personnes à Dizy, 28 hommes et 36 femmes ; 12 décès, 4 hommes et 8 femmes.

Ces chiffres et ceux des autres communes, à propos de la première épidémie, sont inexacts.

Deux cas seulement en 1849, dont 1 décès.

Il y eut 30 décès, en 1854, sur 80 malades environ.

Cumières (de *Culmen merum*, haut territoire).

A 6 kilom. O. d'Ay ; 2 myriam. 8 kilom. S. de Reims ; 3 myriam. 4 kilom. O. de Châlons.

Ce village de date récente qui peut recevoir le titre de bourg, est bâti en amphithéâtre sur la rive droite de la Marne, au pied d'un mont élevé de 263 mètres au-dessus du niveau de la mer.

La population de Cumières est de 1,008 habitants occupés de la culture de la vigne et du commerce de vins très-estimés.

Les rues de Cumières sont généralement étroites et pavées. Toutes les maisons sont bâties en blocailles et meulières, et couvertes en tuiles et en ardoises.

Dans les bois au-dessus de Cumières se trouve la fontaine de Saint-Médard, qui pétrifie assez promptement les bois les plus durs, tels que le chêne, le charme, etc.

Je possède des fragments volumineux de bois pétrifiés trouvés dans le sol aux environs de Cumières.

Les vignes sont amendées avec des terres qui s'extraient sous les bois de Saint-Mard (Saint-Médard). Montrant les premières la fleur, elles ont à redouter les brouillards givreux de la Marne (1).

Plus de 100 personnes furent atteintes du choléra en 1832 à Cumières. On a compté 23 décès, dont 7 hommes et 16 femmes.

Je manque de renseignements sur les épidémies de 1849 et de 1854.

Cormoyeux-Romery (de *Cour emmi eawes*, habitation humide, mouillée ; et de *Ramosa ripa*, côte couverte de bois).

A 1 myriam. 2 kilom. O. d'Ay ; à 2 myriam. 7 kilom. S. q. O. de Reims ; 3 myriam. 7 kilom. O. de Châlons.

Population des deux paroisses réunies, 513 habitants.

Depuis 1832 jusqu'au mois de septembre 1849 les habitants de Cormoyeux et Romery n'ont subi les influences fâcheuses d'aucune épidémie. Le choléra, en 1832, a atteint 13 hommes et 8 femmes, dont 9 morts, 5 hommes et 4 femmes, sur 630 habitants à celte époque.

En 1849 on compte 50 cholériques et 28 décès. Nous avons compté aussi 54 suettes ; une seule personne succomba des suites de cette dernière maladie.

Les villages de Cormoyeux-Romery, réunis en une commune, éloignés d'un quart de lieue, sont situés dans un fond, traversé par un ruisseau affluent de la Marne, coulant du nord au sud, et recevant les eaux pluviales

(1) *J.* CHALETTE, *Dictionnaire des Communes.*

de la côte du nord qui protège Cormoyeux du froid et des vents du nord, des côtes de l'est et de l'ouest qui rendent, dans ce vallon ouvert au midi, les vents alizés (1) inconnus. Ces trois côtes, couvertes de vignes, sont bordées à leur sommet de forêts et de gazons servant de paturages. Des terres labourables forment le fond et entourent les deux villages. Au sud la vue s'étend jusqu'au château de Boursault. On découvre aussi Damery, petite ville située sur la Marne; une éminence empêche de distinguer les rives de cette rivière souvent couverte de brouillards qui arrivent jusqu'à Romery et Cormoyeux et occasionnent des gelées printanières funestes aux habitants et aux vignes.

Le sol renferme de la burge coquillière, des blocailles destinées à construire les habitations et à couvrir les chemins, un sable gris qui sépare les bancs de burge et un sable blanc employé dans les verreries de la Lorraine. La surface du sol est facilement dégradée par les eaux de pluie. Un grand nombre de sources sortant des côtes voisines viennent, en traversant Cormoyeux, alimenter des fontaines publiques et grossir de leurs eaux le ruisseau de Raday ou du Radet qui tombe dans la Marne au-dessus de Damery.

Les maisons des paysans sont peu aérées, sombres, humides; des portes basses laissent seules pénétrer l'air. La lumière traverse avec peine des vitres couvertes de poussière; on n'ouvre jamais les fenêtres. Les enduits à l'intérieur sont sales; à l'extérieur les murailles sont noires. Du côté gauche de la rue principale, en arrivant à Cormoyeux par le chemin de la côte du nord, chaque

(1) J'emploie ici le mot alizé par analogie avec les vents qui soufflent de l'est à l'ouest entre les tropiques.

habitation a, sur le devant, sa cour encombrée de fumier d'où s'écoule la plupart du temps une eau qui charrie les urines des bestiaux et traverse la rue en large. A Romery les habitations sont plus élevées au-dessus du sol, mais plusieurs, entourées à une distance de quelques mètres seulement d'assez hauts murs qui séparent des cours étroites, sont privées de courant d'air. Une seule pièce sert de cuisine, de fournil, de chambre à coucher pour le père, la mère et les enfants, de grange, de bûcher, de fruitier, etc. On se figure facilement ce que peut-être, du reste, un endroit unique destiné à tous les besoins de la vie matérielle.

Écarts : La ferme d'Écoute-s'il-Pleut, la maison du Point-du-Jour et les trois moulins à eau, nommés : des Roseaux, de Monte-en-Peine et d'Écoute-s'il-Pleut.

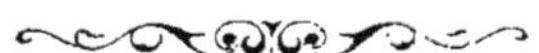

Après avoir décrit chacune des communes en particulier, jetons un coup d'œil rétrospectif sur le canton.

Ay et ses environs faisaient partie, en 1790, du district d'Epernay. Dix ans plus tard, les six districts du département de la Marne ne formèrent plus que cinq arrondissements divisés en cantons. C'est alors que le canton d'Ay fut ajouté à l'arrondissement de Reims.

Un banc de craie partant du nord du département, c'est-à-dire de l'Aisne, près de Berry-au-Bac, suivant assez exactement la route N° 44, de Laon à Reims, puis celle de Reims à Châlons jusqu'aux Petites-Loges, passant ensuite à Villers-Marmery, Trépail, arrive à Bouzy, tout-à-fait à l'est du canton d'Ay et aboutit à Louvois, à la source de la Livre, rivière du Val-d'Or, due à

Sainte-Berthe (1), qu'il longe jusqu'à Mareuil-sur-Ay ; de
là ce banc de craie tourne et passe successivement par
Ay, Dizy et quitte notre canton près d'Epernay. Il n'entre
pas dans le plan de cet ouvrage de le suivre dans ses
différentes directions. De Mareuil à Dizy on le voit re-
couvert des plus beaux et des meilleurs vignobles du
canton dont il comprend environ un quart de la superficie territoriale (4,482 hectares).

Le canton d'Ay est boisé sur toute la partie de la montagne de Reims, comprise dans ses limites septen-
trionales. On compte environ 4,760 hectares de bois particuliers et communaux.

Au sud, le long de la Marne, on remarque d'excellents prés naturels. Les vignes couvrent tous les côteaux
au centre. Hautvillers possédait autrefois le clos de
vigne le plus remarquable de toute la Champagne.
Toutes les vignes du canton réunies occupent un espace
de 1,884 hectares. Les terres labourables comptent pour
7,931 hectares.

La Marne est navigable dans tout son parcours dans
notre canton : mais le canal latéral lui a enlevé le mono-
pole de la navigation dans le département, depuis la
limite à l'est de l'arrondissement de Vitry-le-François
jusqu'à Cumières.

Les autres rivières ou ruisseaux dans le canton d'Ay
sont : la Livre, les ruisseaux de Champillon, de Cormoyeux-Romery et l'Ardre ou le Noron, qui sort des
étangs de Saint-Imoges.

Les sources d'eaux minérales les plus remarquables

____

(1) La Livre se jette à volonté, soit dans la Marne, en passant
sous le canal au-dessus de l'écluse de Mareuil : soit dans le canal lui-même, qu'elle alimente au-dessous de ladite écluse.

sont : celle d'Ambonnay, placée sur la montagne (la Plaine) à 270 mètres au-dessus du niveau de la mer, qui est jaillissante et ferrugineuse. Elle dépose beaucoup d'oxyde de fer. Des sources également ferrugineuses, au-dessus du Cubray, terroir d'Ay, et à Bœuf, commune de Germaine.

L'eau des puits et des fontaines, saine et salubre, ne laisse rien à désirer et peut servir en tout temps aux besoins de la vie, excepté à Saint-Imoges où, à la suite des pluies, l'eau devient trouble et se charge de matières étrangères dont on la débarrasse facilement au moyen d'une fontaine à filtrer.

Climat tempéré, air pur dans presque tout le canton, néanmoins vif et sec à Saint-Imoges, Germaine et Mutigny, où le vent souffle souvent avec force. Les brouillards qui planent tantôt sur la Marne, tantôt sur les hauteurs, sont ordinairement assez denses. Deux orages, en 1855, sont venus démentir l'observation faite que le vignoble d'Ay jouissait du privilège de ne jamais être atteint par la grêle. Les débordements de la Marne sont en général favorables aux prairies et aux terres d'*ajaux*. Je ne mentionne pas les autres observations météorologiques qui occupent le commencement de la première partie de cet ouvrage.

Sous le rapport géologique ou géognostique, le département de la Marne étant divisé en quatre sections par des lignes descendant du nord au sud, le canton d'Ay est situé dans la troisième où la craie blanche, ainsi que nous l'avons dit plus haut, s'étend des monts de Champagne aux collines des vignobles, depuis Cormicy jusqu'à Sézanne, en passant par Saint-Thierry, Chamery, Verzy, Ay, Epernay, Vertus et Villevenard, renferme dans son épaisseur plusieurs fossiles que nous avons nommés (page 13, 1re partie). Les terrains des diverses formations se rencontrent aussi dans notre canton. Les argiles connues sous le nom de cendres sulfureuses de Bouzy et d'Ambonnay (1) servent à la fertilisation des prairies artificielles. Celles de Mutigny, d'une autre nature, sont employées dans les fabriques de porcelaine de Sèvres et de poterie d'Epernay.

De nombreuses coquilles terrestres, fluviatiles et marines, existent dans les diverses sortes de terrains qui forment différentes couches à peu de profondeur dans le sol du canton d'Ay. (Voir la liste de ces coquilles fossiles, pages 10 et 11, première partie).

Outre la craie et le bois qui servent à construire les bâtiments, des carreaux de terre séchés au soleil sont d'un grand usage dans notre canton et l'expérience a démontré que les murs élevés ainsi peuvent durer des siècles.

Les monts d'Hautvillers, d'Ay, d'Avenay, de Germaine, de Louvois, fournissent des cailloux et de la blocaille en quantité.

Nous donnons plus loin, d'après l'ordre des familles naturelles, la liste des arbres, arbrisseaux et plantes herbacées qui vivent à la surface du sol du canton d'Ay, bien que dans la première partie le règne végétal soit longuement étudié sous le rapport de la thérapeutique médicale ; mais l'ordre scientifique manquant, nous avons cru devoir l'établir.

Il nous a paru également nécessaire, dans un ouvrage qui a trait spécialement à l'histoire naturelle médicale du canton d'Ay, d'accorder une place assez étendue au

---

(1) On dit avoir trouvé un squelette de crocodile dans la cendrière d'Ambonnay.

règne animal. Nous comblerons aussi cette lacune. Ainsi se trouveront réunies sous un petit volume, l'histoire naturelle et la statistique de notre canton.

A l'article vigne *(vitis vinifera)*, bien que j'aie fixé l'attention sur la constitution physique des habitants, nous ajouterons encore quelques lignes empruntées au précis de la statistique générale du département de la Marne.

« De tous les Champenois qui cultivent le sol, les vi-
» gnerons continuellement inclinés presque jusqu'à terre
» pour piocher, provigner, sarcler, ficher, lier, rogner et
» vendanger, jouissent rarement de l'aisance, se nour-
» rissent mal, quoique buvant du vin ; aussi sont-ils
» assez communément moins grands, moins bien con-
» formés et plus tôt courbés que les autres habitants.

» L'état de gêne dans lequel tombent souvent les vi-
» gnerons par suite de l'incertitude des récoltes, leur
» fait en général commettre deux fautes graves : la pre-
» mière, de ne pas envoyer régulièrement, ou assez
» longtemps, leurs enfants aux écoles ; la seconde, de
» les appliquer trop jeunes à de rudes travaux, que ces
» enfants préfèrent à l'étude, il est vrai, mais qui leur
» deviennent pernicieux, à cause de la faiblesse de leur
» âge.

» Si du moins la femme du vigneron n'avait à s'occu-
» per que des soins, déjà très-fatigants, du ménage,
» le mal serait moins grave ; mais elle partage sans in-
» terruption tous les travaux de son mari, et jouit de
» beaucoup moins de repos que lui. »

Les maladies qu'on rencontre dans notre canton sont : les fièvres typhoïdes ; les divers types de fièvres intermittentes, tels que les quotidiennes, les tierces et les quartes, qui sont, dans plusieurs localités voisines des cours d'eau ou des marais, assez fréquentes.

Les fièvres éruptives telles que la variole, que nous observâmes, depuis le 25 juillet 1855 jusqu'en février 1856, à Ay. Plusieurs autres communes du canton en ont aussi présenté un certain nombre de cas ; Mareuil en particulier.

La rougeole épidémique en mars et avril 1850, mars et avril 1856, à Ay. La scarlatine atteignit, à la même époque, plusieurs enfants. La suette épidémique en 1849, particulièrement à Cormoyeux-Romery, et en 1854, dans presque toutes les communes du canton.

On a signalé deux cas d'hydrophobie il y à une quinzaine d'années, à Ay et à Mareuil.

Parmi les maladies de l'encéphale et de la moelle épinière, nous avons observé l'apoplexie, surtout dans les années abondantes en vin ; le ramollissement ; les *fièvres cérébrales ;* la méningite et l'aliénation.

Les maladies des yeux les plus communes sont les ophthalmies et les ulcères de la cornée.

Celles des organes de la circulation sont l'hypertrophie du cœur et la péricardite.

Les maladies des organes de la respiration sont : le croup, chez les enfants ; les angines ; le catarrhe bronchique ; la pleurésie ; la pneumonie et la phthisie pulmonaire.

Parmi les maladies des organes de la digestion nous rencontrons la gastrite, le squirrhe de l'estomac, l'entérite chez les jeunes sujets ; fréquemment des hernies qui nécessitent quelquefois l'opération. La péritonite ; l'hydropisie ascite qui a exigé plusieurs fois la paracenthèse ; l'ictère épidémique, en 1851, dans un quartier d'Ay ; l'hypertrophie de la rate à la suite des fièvres d'accès rebelles ; la dyssenterie, la diarrhée et le choléra asiatique dont je me suis, pendant quelques mois, ressenti des fatigues éprouvées pendant les épidémies de 1849 et de 1854.

Quelques catarrhes de vessie et de rétention d'urine.

Des cancers et des abcès du sein chez les femmes.

Dans la longue nomenclature des maladies du système nerveux, nous remarquons diverses espèces de névralgies telles que la migraine, la névralgie trifaciale, la gastralgie, etc.; de loin en loin le tétanos; les convulsions des enfants; la chorée ou danse de Saint-Guy; le tremblement nerveux l'hémiplégie, la paraplégie et la paralysie spéciale à certains nerfs; le *delirium tremens*; l'hypochondrie; l'éclampsie des enfants; l'épilepsie, la catalepsie; la coqueluche; l'asthme; les palpitations nerveuses du cœur; l'hystérie.

Dans les maladies du système lymphatique, les scrofules, certaines adénites.

Dans celles des articulations, le rhumatisme articulaire, des tumeurs blanches.

Dans les maladies de la peau, l'érysipèle, les affections dartreuses.

Les causes physiques les plus ordinaires de réforme, sont : le défaut de taille et la faiblesse de complexion, ou de la vue.

La taille moyenne des hommes est de 1 mètre 65 centimètres; celle des femmes 1 mètre 60 centimètres.

La population semble rester stationnaire depuis longues années.

Le nombre des naissances des garçons l'emporte un peu sur celui des filles. Il meurt, par suite, plus de personnes du sexe masculin que du sexe féminin. Le contraire a eu lieu lors des épidémies cholériques où la mortalité a frappé moins d'hommes que de femmes.

Quelques morts-nés chaque année : peu de sourds-muets, d'aveugles de naissance, d'imbéciles et d'idiots. Plusieurs cas de morts accidentelles tous les ans; quelques suicides. On ne connaît pas d'exécution à mort dans notre canton.

La nourriture des habitants se compose de pain, de légumes, de porc, de viande de boucherie, de volaille, de gibier ; de laitage, de beurre, de fromage, d'œufs ; de denrées coloniales ; les boissons les plus communes sont le vin, la bière et les liqueurs spiritueuses.

Les autres consommations diverses sont la cire, le suif, l'huile à brûler ; le tabac, le savon, le bois à brûler et depuis plusieurs années la houille et le coke.

Le vêtement de l'ouvrier et du vigneron est la toile. Les sabots sont la chaussure d'hiver ; la coiffure est une casquette, qui fait un long service.

Les cheveux sont tenus courts ; les moustaches et le collier de barbe, paraissent être de mode.

Les souliers et les bottes remplacent les sabots tous les jours en été et le dimanche en hiver.

Une grande amélioration existe dans les habitations qu'on fait plus grandes, plus élevées, plus éclairées, mieux exposées, distribuées, aérées, meublées, entretenues et par suite plus commodes, plus salubres qu'autrefois.

Certains dictons populaires ont cours dans le canton d'Ay, ainsi on dit : les *Huguenots d'Ay*, et les *Glorieux de Mareuil*.

Le langage n'est pas toujours pur à Ay et dans ses environs. Bon accueil est toujours réservé aux étrangers.

Nous n'avons pas à nous occuper de l'état de l'agriculture dans cette topographie, où de nombreuses remarques ont cependant été faites à propos de la culture spéciale de la vigne, culture luxuriante qui prouve en même temps l'industrie et l'habileté des cultivateurs vinicoles. Sous le rapport de la bonté agricole on compte dans les 19 communes du canton d'Ay, 10 très-bonnes, 5 passables et 4 médiocres.

Dans le sol forestier, les essences de chêne et de bois blanc sont les plus répandues. A Hautvillers, un hectare de bois domanial produit 10 stères ; à Saint-Imoges, un hectare de bois de particulier donne 70 stères et 3,000 fagots.

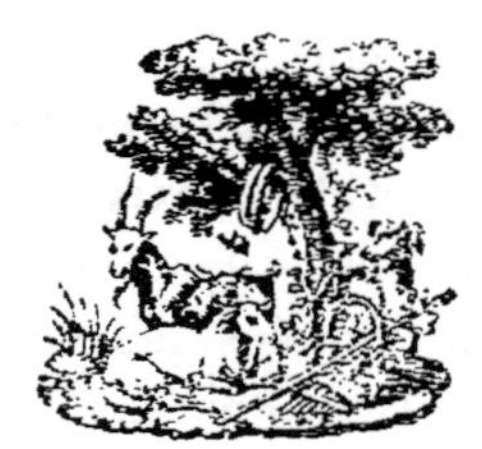

Récapitulation de la Population.

Hautvillers.	925 habitants.
Champillon.	360
Mutigny.	94
Avenay.	1,200
Fontaine.	216
Mutry.	40
Tauxières.	257
Louvois.	411
Bouzy.	346
Ambonnay.	601
Saint-Imoges. . . .	230
Germaine.	386
Tours-sur-Marne. . .	865
Bisseuil.	633
Mareuil-sur-Ay. . . .	1,008
Ay.	3,415
Dizy-sur-Marne. . . .	400
Cumières.	1,083
Cormoyeux-Romery. . .	513
Population des 19 communes du canton. . .	12,983 habitants.

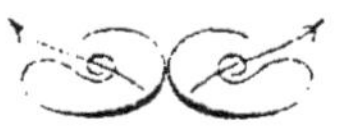

TABLEAU par Classes et par Familles naturelles des ANIMAUX qui habitent plus particulièrement le canton d'Ay, d'une manière fixe ou passagère.

SÉRIE DES VERTÉBRÉS.

RACE DES HÉMATHERMES, ou à sang chaud.

CLASSE DES MAMMIFÈRES (1).

Ordre des Bimanes. Ne comprend qu'un seul genre.

Homme		*Homo.* (2)		

Ordre des Cheiroptères. *Famille des Vespertiliones,* ou *chauve-souris.*

Genre	Rhinolphe		*Rhinolophus.*	Geoffroy-Saint-Hilaire.
Espèces :	—	Grand fer à cheval.	— *Ferrum equinum.*	Linnée.
	—	Petit fer à cheval.	— *Hipposideros.*	Bechstein.
Genre	Oreillard		*Plecotus.*	Geoffroy-Saint-Hilaire.
	—	Vulgaire.	— *Aurilus.*	Linnée.
Genre	Vespertillon		*Vespertilio.*	Cuvier et Geoffroy-Saint-Hilaire.
	—	ordinaire.	— *Murinus.*	Linnée.

(1) Classement d'après l'ouvrage de Latreille, intitulé : *Familles naturelles du règne animal.*

(2) • Au point de vue zoologique l'homme est un vertébré, un mammifère. L'humanité n'est pas un simple progrès de l'animalité. L'homme est l'être supérieur de la création, qui a été fait à l'image d'un Dieu et qui a sous sa dépendance tous les autres êtres. Son intelligence est le plus haut point de sa perfection ; il a la connaissance du bien et du mal. Ses besoins ne sont jamais satisfaits ; l'homme veut sans cesse scruter dans l'avenir. Il transmet à sa postérité, sciences, arts, toutes les connaissances qui lui sont propres. Enfin l'homme est un être tout à fait particulier, et la forme humaine la plus dégénérée laisse

Ordre des Carnassiers. *FAMILLE DES INSECTIVORES*

Genre	Musaraigne.	*Sorex.*	Linnée.
	— commune ou musette.	— *araneus.*	L.
Genre	Taupe.	*Talpa.*	L.
	— commune.	— *communis.*	L.
Genre	Hérisson.	*Erinaceus.*	L.
	— ordinaire.	— *Europæus.*	L.

FAMILLE DES CARNIVORES.

Genre	Blaireau.	*Meles.*	Storr (1)
	— commun.	— *meles.*	Linnée et Geoffroy Saint-Hilaire.
Genre	Putois.	*Putorius.*	Cuvier.
Espèces :	— commun.	— *putorius.*	Linnée.
	— belette.	— *vulgaris.*	L.
	— hermine.	— *erminea.*	L. (2)
	Marte.	*Mustela.*	Cuvier.
	— commune.	— *martes.*	Linnée.
	— furet.	— *furo.*	Cuvier. (3)
	— fouine.	— *foina.*	Linnée.

encore bien loin derrière elle celle de l'animal qui se rapproche le plus de l'espèce humaine. Toutes les parties constituantes de l'homme sont les mieux harmonisées, surtout pour les organes sensoriaux. L'homme seul a le privilège de la station.

HANNEQUIN, *Cours d'Histoire naturelle médicale* professé à l'Ecole de médecine de Reims.

(1) Les naturalistes ne connaissent qu'une seule espèce du genre *blaireau.* Elle vit nocturnément et isolément, et se rencontre chez nous assez rarement. Les chasseurs signalent deux variétés fort distinctes, disent-ils : le *blaireau chien* et le *blaireau cochon,* d'après la différence de conformation de leurs museaux.

(2) Rousse en été, blanche en hiver, avec le bout de la queue noir en tout temps.

(3) Le furet ne se trouve chez nous que domestique. Il nous vient d'Espagne et de Barbarie.

Espèces : Loutre.	*Lutra.*		Storr.
— commune.	—	*lutra.*	Linnée.
Genre Chien.	*Canis.*		L.
— loup.	—	*lupus.*	L.
Renard.	*Vulpes.*		Cuvier.
— ordinaire.	—	*vulpes.*	Linnée.
Genre Chat.	*Felis.*		L. (1)
— ordinaire.	—	*catus.*	L.

Ordre des Rongeurs. *Famille des Sciurins ou Écureuils.*

Genre Écureuil.	*Sciurus.*		L.
— commun.	—	*vulgaris.*	L.

Famille des Murins ou Rats.

Genre Rat.	*Mus.*		L.
Espèces : — souris.	—	*musculus.*	L.
— mulot.	—	*sylvaticus.*	L.
— champêtre.	—	*campestris.*	L.
— ordinaire, ou noir.	—	*rattus.*	L.
— surmulot.	—	*decumanus.*	Pallas.
Loir.	*Myoxus.*		Gmelin.
— ordinaire.	—	*gris.*	Linnée.
— lérot.	—	*nitela.*	Gmelin.
— muscardin.	—	*avellanarius.*	L.
Campagnol.	*Arvicola.*		Lacépède.
— rat d'eau.	—	*amphibius.*	Buffon.
— petit rat des champs.	—	*arvalis.*	Linnée.

(1) Il n'existe pas à l'état sauvage dans les bois du canton d'Ay.

Ordre des Rongeurs. *Famille des Léporins.*

Genre	Lièvre.	*Lepus.*	Cuvier.
Espèces :	— commun.	— *timidus.*	Linnée.
	— lapin.	—. *cuniculus.*	L.
	Tribu des cabiais.		
	Cochon d'inde.	*Sus.*	

Ordre des Pachydermes. *Famille des Pachydermes ordinaires,*

Genre	Cochon.	*Sus.*	L.
	— sanglier.	— *Scropha.*	L.

Famille des Solipèdes.

Genre	Cheval.	*Caballus.*	
Espèces :	— àne.	— *asinus.*	
	— mulet.	— *mulus.*	

Ordre des Ruminants. *Famille des Plénicornes.*

Genre	Cerf.	*Cervus.*	Cuvier.
Espèces :	— commun.	— *elaphus.*	Linnée.
	— chevreuil d'Europe.	— *capreolus.*	L.
Genre	Chèvre.	*Capra.*	
	— bouc.	—	
Genre	Brebis.	*Balans.*	
	— bélier.	—. *balare,*	
Genre	Bœuf.	*Bos.*	
	— vache.	— *vacca,*	

CLASSE DES OISEAUX.

1° Ordre des Rapaces. *Rapaces diurnes.* FAMILLE DES ACCIPITRINS.

Genre

Buse.	*Buteo.*	Bechstein.
— commune.	— *buteo.*	Linnée.
— pattue.	— *lagopus.*	L.
Bondrée commune.	*Pernis apivorus.*	
Buzard ordinaire.	*Circus.*	
— Saint-Martin.	— *cyaneus.*	De passage en novembre.
— Montagu.	— *cineraceus.*	Temminck.
Épervier.	*Nisus.*	Commun dans les marais de Jaalons.

Genre

Faucon.	*Falco.*	L.
— crécerelle.	— *tinnunculus.*	L.
— pélerin.	— *peregrinus.*	Assez rare.
— hobereau.	— *subuteo.*	
— émérillon.	— *œsalon.*	

Rapaces nocturnes. FAMILLE DES ÆGOLIENS.

Chevèche.	*Noctua.*	Assez rare.
Grand-Duc.	*Bubo.*	Assez rare.
Moyen-Duc.	*Bubo.*	Commun.
Hulotte.	*Aluco.*	Assez rare.
Effraye.	*Strix.*	Commune.
Hibou brachyôte.	*Otus ulula.*	id.

2° Ordre des Passereaux. FAMILLE DES LATIROSTRES.

Engoulevent.	*Caprimulgus.*	
— ordin., crapaud volant.	— *Europœus.*	

Genre	Hirondelle.	*Hirundo.*	Cuvier.
	— de cheminée.	— *rustica.*	Quitte le pays en hiver.
	— de fenêtre.	— *urbica.*	*id.*
	Martinet noir.	*Cypselus nigra.*	
	Gobe-mouche.	*Muscicapa.*	
	— gris.	— *grisola.*	
	— à collier.	— *albi-collis.*	

Ordre des Passereaux. *Famille des Dentirostres.*

Genre	Pie-grièche.	*Lanius.*	
	— grise ou commune.	— *excubitor.*	
	— écorcheur.	— *collurio.*	
Genre	Merle.	*Turdus.*	
Espèces :	— draine.	— *viscivorus.*	
	— litorne.	— *pilaris.*	
	— grive.	— *musicus.*	Bois d'Ay.
	— mauvis.	— *iliacus.*	
	— noir.	— *merula.*	Bois d'Ay.
	Loriot.	*Oriolus.*	Environs d'Ay.
	Traquet motteux.	*Saxicola œnanthe.*	

1re Section. OISEAUX RIVERAINS.

Genre	Fauvette.	*Curruca.*	
Espèces :	— à tête noir.	— *atri capilla.*	Émigre en hiver.
	— des jardins.	— *hortentis.*	Commune *id.*
	— grisette ou cendrée.	— *cinerea.*	Émigre à la froide saison.
	— babillarde.	— *curruca.*	*id.*

2me SECTION. OISEAUX SYLVAINS.

Espèces :	— rossignol.	*Curruca luscinia.*	Quitte le pays en hiver.
	— rouge-gorge.	— *rubecula.*	*id.*
	gorge-bleue.	— *ganecula.*	De passage en mars et avril.
	— rouge-queue.	— *lithys.*	Quitte le pays en hiver.
	Accenteur mouchet.	*Accentor modularis.*	*id.*
	Roitelet.	*Regulus.*	Environs d'Ay.
	— pouillot.	— *trochylus.*	*id.*
	Hochequeue ou lavandière.	*Motacilla.*	*id.*
	Bergeronnette.	*Budytes.*	*id.*
	— printanière.	— *Flava.*	*id.*

———————————— FAMILLE DES CONTROSTRES.

Genre	Alouette.	*Alauda.*	
Espèces :	— des champs.	— *arvensis.*	Environs d'Ay.
	— lulu, ou des bois.	— *arborea.*	*id.*
	— cochevis.	— *cristata.*	*id.*
	— calandrelle ou à doigts courts.	— *brachydactyla.*	De passage.
			Environs d'Ay.
Genre	Mésange.	*Parus.*	
Espèces :	— charbonnière.	— *major.*	
	— bleue.	— *cœruleus.*	
	— Nonnette.	— *palustris.*	
	— à longue queue.	— *caudatus.*	
Genre	Bruant.	*Emberiza.*	
Espèces :	— jaune.	— *citrinella.*	
	— proyer.	— *miliaria.*	Très-commun.
	— des roseaux.	— *Schœniculus.*	

Espèces : Bruant des marais.	*Emberiza palustris.*	
Moineau domestique.	*Pyrgita domestica.*	Très-commun.
— friquet.	— *montana.*	*id.*
Pinçon ordinaire.	*Fringilla cœlebs.*	
— de montagne ou d'Ardennes.	— *monti fringilla.*	De passage en octobre.
Chardonneret ordinaire.	*Carduelis.*	Environs d'Ay.
Linotte ordinaire.	*Linaria.*	*id.*
— montagnarde.	— *montium.*	*id.*
Serin ou cini.	*Serinus.*	Originaire des Canaries.
Gros-bec commun.	*Coccochraustes.*	
Verdier ordinaire.	*Cloris.*	
Bouvreuil commun.	*Pyrrhula vulgaris.*	Ay et Champillon.
Étourneau vulgaire.	*Sturnus.*	
Genre Corbeau.	*Corvus.*	
Espèces : — corneille noire.	— *corone.*	
— corneille mantelée.	— *cornix.*	
— Freux.	— *frugilegus.*	
Pie ordinaire.	*Pica.*	Il existe dans les environs d'Ay plusieurs pies blanches.
Geai.	*Garrulus.*	
Casse-noix.	*Nucifraga.*	Très-rare dans le département.
Sittelle torchepot.	*Sitta Europæa.*	Peu commun.

Ordre des Passereaux. *FAMILLE DES TENUIROSTRES.*

Huppe vulgaire.	*Upupa.*	De passage en septembre.
Grimpereau familier.	*Certhia familiaris.*	

——— *FAMILLE DES SYNDACTYLES.*

Martin-pêcheur vulgaire.   *Alcedo.*

3° Ordre des Grimpeurs. *FAMILLE DES CUCULIDES.*

Coucou gris.   *Cuculus canorus.*

——— *FAMILLE DES PROGLOSSES.*

Pic vert.   *Picus viridis.*
— épeiche ou grand.   — *major.*

4° Ordre des Passeri-Galles. *FAMILLE DES COLUMBINS.*

Genre   Pigeon.   *Columba.*   Canton d'Ay.
Espèces : — ramier.   — *palumbus.*   *id.*
— biset.   — *livia.*   *id.*
— tourterelle.   — *turtur.*   *id.*

5° Ordre des Gallinacés. *FAMILLE DES TÉTRADACTYLES.*

Faisan vulgaire.   *Phasianus colchicus.*   Bois d'Epernay.
Perdrix grise.   *Perdia cinerea.*   Environs d'Ay.
— rouge.   — *rubra.*   Environs de Château-Thierry.
Caille commune.   *Coturnia.*   Environs d'Ay et de Châlons.

6° Ordre des Echassiers. *FAMILLE DES PRESSIROSTRES.*

Outarde grande, ou barbue.   *Otis tarda.*   Plaines de Châlons.
— petite, ou canepetière.   — *tetrax.*   *id.*
OEdicnème criard, ou courlis de   *Ædicnemus crepitans.*   Temminck. C'est le courlis des
terre.   paysans.

Genre   Pluvier.   *Charadrius.*

Espèces : Pluvier doré.   *Charadrius pluvialis.*
           — guignard.   —   *morinellus.*
Vanneau d'Europe, ou huppé.   *Tringa vanellus,* ou *cristatus.*   Jaalons.

Ordre des Echassiers. *Famille des Culrirostres.*

Genre Grue cendrée.   *Grus cinerea.*   Temminck.
         Héron.   *Ardea.*
Espèces : — cendré.   —   *cinerea.*
             — pourpré.   —   *purpurea.*
             — blongios.   —   *minuta.*
             — grand butor.   —   *stellaris.*
         Cigogne blanche.   *Ciconia alba.*   ⎰De passage régulier tous les ans
             — noire.   —   *nigra.*   ⎱   2 fois en Champagne.

Famille des Longirostres.

Espèces : Bécasse ordinaire.   *Scolopax rusticola.*   Lieux humides du canton d'Ay.
             — bécassine ordinaire.   —   *gallinago.*
             — sourde, ou petite   —   *gallinula.*
                bécassine.
         Barge.   *Limosa.*
Genre Chevalier.   *Totanus.*
Espèces : — gambette.   —   *calidris.*
             — cul blanc.   —   *ochropus.*   Temminck.
             — guignette.   —   *hypolemos.*   *id.*
         Combattant ordinaire.   *Machetes.*
         Bécasseau de Temminck.   *Tringa Temminckii.*
         Échasse à manteau noir.   *Himantopus melanopterus.*

———————————————— *Famille des Ptérodactyles.*

Avocette. *Recurvirostra.* Très-rare.

———————————————— *Famille des Macrodactyles.*

Genre Râle. *Rallus.*
Espèces : — d'eau, ou vulgaire. — *aquaticus.*
  — de genêt. — *crea.* Roi des cailles.
  — marouette, ou petit — *porzana.*
    râle tacheté.
Gallinule, ou poule d'eau. *Gallinula*
  — baillon. — *baillonii.*
Foulque macroule, ou d'Europe. *Fulica atra.*

3° Ordre des Palmipèdes. *Famille des Lamellirostres.*

Cygne à bec jaune, ou sauvage. *Cycnus musicus.*
  — tuberculé ou domes- — *olor.*
    tique.
Oie. *Anser.*
  — vulgaire, ou sauvage. — *Segetum.* Temminck.
Genre Canard. *Anas.* Latreille.
Espèces : — sauvage. — *boschas.*
  — siffleur. — *penelope.*
  — sarcelle d'été, ou ordi- — *querquedula.*
    naire.
  — souchet. — *clypeata.*

———————————————— *Famille des Longipennes.*

Mouette tridactyle. *Larus tridactylus.*
  — rieuse, ou à capuchon
    blanc. — *ridibundus.*

Ordre des Palmipèdes. *FAMILLE DES BRACHYPTÈRES OU DES PLONGEURS.*

Grèbe castagneux. *Podiceps minor.*

OISEAUX privés ou domestiques qui ont rapport à l'agriculture.

Ordre des Gallinacés. *FAMILLE DES TÉTRADACTYLES.*

Coq. *Gallinaceus.*
Dindon. *Galliopavus* ou *Gallo-d'India.*
Pintade. *Phasianus vertice calloso.*
Paon. *Pavo.*

C'est à **M. Héral**, directeur de la poste à Ay, qui s'occupe d'histoire naturelle et qui a bien voulu me prêter son concours pour l'ornithologie que je dois la nomenclature qui précède. J'adresse en même temps mes remercîments à M. Jules Chevalier, secrétaire de la mairie d'Ay, pour les renseignements qu'il m'a fournis au sujet de la partie statistique de cet ouvrage.

VERTÉBRÉS HÉMACRYMES, ou à sang froid.

CLASSE DES REPTILES.

Ordre des Sauriens. FAMILLE DES LACERTIENS.

Genre	Lézard.		*Lacerta.*	Linnée.
II. *Espèces :*	— vert piqueté.	—	*viridis.*	Daudin.
	— à deux raies.	—	*bilineata,*	id.
	— vert et brun, des souches.	—	*sepium.*	id.
	— gris des murailles.	—	*agilis.*	id.
	— gris des sables.	—	*arenicola.*	id.

FAMILLE DES APODES.

Genre	Orvet.		*Anguis.*	Cuvier.
	— fragile.	—	*fragilis.*	Linnée.

Ordre des Ophidiens. FAMILLE DES COLUBÉRIENS.

Genre	Couleuvre.		*Coluber.*	L.
	— à collier.	—	*natrix.*	L.

L'existence de la vipère commune *(vipera berus)*, de la famille des vipérides, est douteuse dans le canton d'Ay et même dans tout le département de la Marne. Aucun accident dû à la morsure de ce reptile n'a jamais été bien constaté. Il n'en est pas de même aux environs de Paris, dans les forêts de Montmorency et de Fontainebleau.

CLASSE DES AMPHIBIES.

Ordre des Caducibranches. FAMILLE DES ANOURES.

Genre	Crapaud.		*Bufo.*	Cuvier.
Espèces :	— commun.	—	*bufo.*	Linnée.
	— des joncs.	—	*calamita.*	Gmelin.
	— accoucheur.	—	*obstetricans.*	Daudin.

Genre	Grenouille.	*Rana.*	Cuvier.
Espèces :	— verte ou commune.	— *esculenta.*	Linnée.
	— rousse.	— *temporaria.*	L.
	Rainette.	*Hyla.*	Cuvier.
	— commune.	— *arborea.*	Linnée.

Ordre des Caducibranches. *FAMILLE DES URODÈLES.*

Genre	Salamandre terrestre.	*Salamandra.*	Laurend.
	— commune.	— *salamandra.*	L.
	Salamandre aquatique.	*Triton.*	Latreille.

CLASSE DES POISSONS.

Ordre des Malacoptérigiens abdominaux. *FAMILLE DES CLUPÉIDES.*

| Alose. | *Clupea alosa.* | L. |

FAMILLE DES ESOCIENS.

| Brochet commun. | *Esox lucius.* | Cuvier. |

FAMILLE DES CYPRINIDES.

Carpe vulgaire.	*Cyprinus carpio.*	C.
Barbeau commun.	*Barbus.*	C.
Goujon ordinaire.	*Gobio.*	C.
Tanche vulgaire.	*Tinca.*	C.
Brême commune.	*Abramis.*	C.
Able meunier.	*Lencissus dobula.*	Klein.
Ablette.	*Alburnus.*	L.
Loche ou dormille.	*Cobitis.*	L.
Loche d'étang.	— *fossilis.*	L.
— de rivière.	— *tænia.*	L.

Ordre des Acanthoptérygiens. *Famille des Percoides.*

Perche commune, d'eau douce.	*Perca fluviatilis.*	Cuvier.

Ordre des Apodes. *Famille des Anguilloides.*

Anguille vulgaire.	*Murœna anguilla.*	Lacépède.

RACE DES MOLLUSQUES.

CLASSE DES GASTÉROPODES.

Ordre des Pulmonés. *Famille des Nudilimaces.*

Limace cendrée.	*Limax cinereus.*	A Louvois.
— des forêts.	— *sylvaticus.*	
— agreste.	— *agrestis.*	
— des jardins.	— *hortensis.*	
Arion des empyriques.	*Arion empyricorum.*	Commune partout.

Famille des Géocochlides.

Vitrine transparente.	*Vitrina pellucida.*	A Avenay.
Ambrette amphibie.	*Succinea amphibia.*	A Châlons.
Hélice.	*Helix.*	Vulgairement escargot.
— vigneronne ou grand escargot.	*Helix pomatia.*	A Mareuil.
— douteuse.	— *incarnata.*	A Avenay.
— interrompue.	— *intersecta.*	A Ambonnay.
— — variété striée.	— — *striata.*	id.
— planorbe.	— *obvoluta.*	A Avenay et Louvois.
— mignonne.	— *pulchella.*	A Ambonnay.
— bouton.	— *rotundata.*	A Avenay.
Carocolle lampe.	*Carocolla lapicida.*	A Verzy.
Maillot de Goodole.	*Pupa Goodolis.*	A Avenay (gouffres).

| Grenaille seigle. | Chondrus secale. | A Ambonnay. |
| Bulime montagnard. | Bulimus montanus. | A Avenay. |

Ordre des Pulmonés. *Famille des Limnocochlides.*

Lymnée des marais.	Lymnea palustris.	Châlons.
Physe des mousses.	Physa hypnorum.	Champigneul.
Planorbe corné.	Planorbis corneus.	Châlons.
Ancyle fluviatile.	Ancylus fluviatilis.	id.

Ordre des Pneumopômes. *Famille des Turbicines.*

| Cyglostôme élégant. | Cyglostoma elegans. | Ambonnay. |

Ordre des Pectinibranches. *Famille des Péristomiens.*

| Paludine agathe. | Paludina achatina. | Mareuil. |
| — verte. | — viridis. | Sources froides. |

CLASSE DES CONCHIFÈRES.

Ordre des Manteaux biforés. *Famille des Nayades.*

| Anodonte des marais. | Anodonta palustris. | Marne. |

Ordre des Manteaux tubuleux. *Famille des Cycladines.*

| Cyclade cornée. | Cyclas cornea. | Mareuil. |

RACE DES HELMINTHOÏDES.

CLASSE DES ANNÉLIDES.

Ordre des Entérobranches. *Famille des Lombricines.*

| Lombric, ou ver de terre, | Lumbricus enterion. | Partout. |
| — des marais ou étangs. | — paludosa. | |

Ordre des Entérobranches.   *FAMILLE DES HIRUDINÉES.*

Sangsue médicinale.   *Hirudo medicinalis.*   Etangs de Saint-Imoges.
— des chevaux.   — *sanguisuga.*

RACE DES CONDYLOPES.

CLASSE DES CRUSTACÉS.

Ordre des Décapodes.   *FAMILLE DES MACROURES.*

Tribu des Astacines.

Écrevisse commune ou fluviatile. *Astacus fluviatilis.*

FAMILLE DES CLOPORTIDES.

Cloporte ordinaire.   *Oniscus asellus.*

CLASSE DES ARACHNIDES.

Ordre des Pulmonaires.   *FAMILLE DES ARANÉIDES.*

Genre   Araignée.   *Aranea.*   Latreille.
Espèces : — domestique.   — *domestica.*   ⎰Ces diverses espèces d'araignées
           — privée.   — *civilis.*   ⎱   habitent nos demeures.
           — agreste.   — *agrestis.*
Ségestrie ou araignée des caves. *Segestria cellaris.*   *V. 1re partie, page 12.*

C'est par erreur que nous avons placé l'araignée des caves, dans notre première partie, à la suite des insectes nuisibles à l'homme, quand elle devait figurer, dans l'ordre scientifique, avant les cantharides.

Tribu des Inéquitèles.

Espèces : Théridion bienfaisant.   *Theridium benignum.*   Dans les grappes de raisins.
Pholcus phalangiste.   *Pholcus phalangioides.*   Dans les maisons.

Tribu des Orbitèles.

Espèces : Épéire diadème. — *Epeira diadema.* — En automne dans les jardins.
— tuberculée. — *tuberculata.* — Dans les greniers à foin.
— conique. — *conica.*

Cette espèce habite entre les branches des arbres, dans les lieux ombragés. Elle se laisse tomber à terre, si on l'inquiète, en restant accrochée à un fil, à l'aide duquel elle remonte sur sa toile.

Tribu des Latérigrades.

Espèces : Thomise citron. — *Thomisus citrea.* — Sur les fleurs,

Tribu des Salligrades.

Érèse chevronnée. — *Eresus scenicus.*

Très-commune en été sur les murs et sur les vitres exposées au soleil.

Ordre des Trachéens. *FAMILLE DES TROMBIDITES.*

Espèces : Tétranique tisserand. — *Tetranychus lintearius.*

Vit en sociétés nombreuses sur les feuilles du tilleul, sur la rose trémière, l'acacia rose, le liseron des champs et des haies, le chêne, le hêtre et le sureau.

CLASSE OU ORDRE DES PARASITES.

Espèces : Pou humain, de la tête. — *Pediculus cervicalis.*
— humain, du corps, — *vestimenti.*
— urius. — *urius.* — Sur le cochon et le sanglier.
— du bœuf. — *bovis.* — Sur le bœuf.
— eurysterne. — *eurysternus.* — Sur les veaux.
Phtire inguinal, ou du pubis. — *Phtirus inguinalis pubis.*

Vit dans le poil du pubis, des aisselles et des sourcils de l'homme.

Nous croyons être arrivé à notre but et avoir suffisamment parlé des insectes principaux nuisibles à l'homme et à la vigne, dans la première partie de cet ouvrage, pour qu'il soit inutile de parcourir cette grande classe du règne animal, renvoyant, faute d'une étude suffisante de cette partie de l'histoire naturelle, aux traités spéciaux d'entomologie.

Une production de nature particulière, que j'ai classée dans la première partie, entre le règne animal et le règne végétal, s'est développée en 1852 et 1853, sur les vignes, dans le canton d'Ay, principalement sur les ceps qui garnissent les murailles; c'est l'*oïdium tuckeri*, du nom de l'Anglais Tukers, qui en a parlé le premier.

Encouragé par les hommes les plus éminents par leur position et leur savoir, dans le département de la Marne, je me suis déterminé, non sans quelqu'hésitation, en présence de nombreuses difficultés, à continuer un travail qui, malgré beaucoup de recherches, n'a peut-être pas encore été suffisamment élaboré. Aussi, avant d'entreprendre cette seconde partie, non moins difficile que la première, je m'étais proposé les rectifications que les relations avec les personnes connaissant bien la localité m'ont mis à même de faire.

C'est surtout dans le règne végétal que des omissions ont eu lieu ou que j'ai décrit des plantes que ces mêmes personnes disent n'avoir pas rencontrées dans le canton d'Ay. J'ai donc dû revoir scrupuleusement ce chapitre le plus important de ma topographie, parcourir de nouveau cette liste de végétaux, et, arbres, arbustes, herbes, mousses, lichens, etc., devant les yeux, j'ai refait complètement un travail qui, cette fois, je l'espère, ne donnera lieu à aucune objection. A côté du nom des végétaux j'ai indiqué les endroits précis du canton et des environs où ils croissent, avec leurs variétés les mieux connues ; de sorte que, livre en main, il suffira au lecteur de se transporter au lieu indiqué pour y voir par ses propres yeux, sans aucune recherche, la plante alimentaire, médicinale ou vénéneuse dont il voudra connaître les principales propriétés.

C'est donc à la liste des plantes constatées et étudiées dans le département, depuis 1827 jusqu'en 1843, par MM. Saubinet, de Belly, Levent-Benoist, comte de Lambertye et de Mellet, Remy, etc., classées par M. Royer, que nous empruntons celle qui suit et qui renferme aussi les végétaux desquels il est fait mention dans la première partie de cet ouvrage que j'ai étudiés depuis 1848 jusqu'aujourd'hui.

FAMILLES NATURELLES

DES

PLANTES ALIMENTAIRES, MÉDICINALES ET VÉNÉNEUSES

Les plus remarquables qui croissent aux environs d'Ay.

FAMILLES NATURELLES des plantes.	NOMS VULGAIRES.	NOMS BOTANIQUES.	PROPRIÉTÉS.	ÉPOQUES DE LA FLORAISON.	ÉPOQUES DE LA RÉCOLTE.	LIEUX OU CROISSENT LES PLANTES.
	Hépatique à trois lobes.	Hepatica triloba.	Médicinale.	Mars et avril.		Ay, jardins.
	Clématite flammule.	Clematis flammula.	Vénéneuse.	Juillet.		id.
	Clématite à feuilles entières ou clématite bleue.	Clematis integrifolia.	id.	id.		id.
	Clématite des haies.	Clematis vitalba.	id.	id.		Ay, haies.
	Clématite droite.	Clematis erecta.	id.	id.		Ay, jardins.
	Pigamon jaune.	Thalictrum flavum.	Médicinale.	Juin et août.	Racines et feuilles en été.	Vrilly, marais.
	Anémone pulsatille.	Anemone pulsatilla.	Vénéneuse.	Mars et avril.	Fleurs en mars.	Mutiguy, plaine.
	Anémone Sylvie.	Anemone nemorosa.	id.	id.	id.	Crilly, bois.
	Anémone sauvage.	Anemone sylvestris.	id.	id.	id.	Branscourt.
	Anémone des prés.	Anemone pratensis.	id.	id.	id.	Ay, prairie.
	Adonis d'automne.	Adonis autumnalis.	id.	Juillet et août.		Route d'Etoges.
	Adonis printanier.	Adonis vernalis.	id.	id.		Ferme de Crilly.
	Adonis flammette.	Adonis flammea.	id.	id.		Etoges, champs.
	Verniculaire (petite).	Myosurus minimus.	id.	Juin et juillet.		Jonchery-sur-Vesle.
	Renoncule aquatique.	Ranunculus aquatilis.	id.	Juin et août.		Crilly, étang.
RENONCULACÉES.	Renoncule langue.	Ranunculus lingua.	id.	id.		Muire, marais
	Renoncule flammette.	Ranunculus flammula.	id.	id.		Vrilly, marais.
	Renoncule rameau d'or.	Ranunculus auricomus.	id.	id.		Ferme de Vertuel.
	Renoncule scélérate.	Ranunculus sceleratus.	id.	id.		Reims, bois d'Amour.
	Renoncule âcre.	Ranunculus acris.	id.	id.		Reims, Porte-Fléchambault.
	Renoncule rampante.	Ranunculus repens.	id.	id.		Ferme de Crilly.
	Renoncule bulbeuse.	Ranunculus bulbosus.	id.	id.		id.
	Renoncule des champs.	Ranunculus arvensis.	id.	id.		id.
	Ficaire renoncule.	Ficaria ranunculoides.	Médicinale.	id.	Racines, feuilles, fleurs au print.	Reims, bois c'Amour.
	Populage des marais.	Caltha palustris.	Vénéneuse.	Mars et avril.		Bords de la Vesle.
	Hellébore noir.	Helleborus niger.	id.	Décembre et janv.		Ay, jardins.
	Hellébore vert.	Helleborus viridis.	id.	id.		Ferme de Bœuf.
	Hellébore fétide.	Helleborus fœtidus.	id.	id.	Racines, fleurs et fruits à la belle saison.	Ferme de Crilly.
	Pivoine officinale.	Pœonia officinalis.	Méd. et vénén.	Avril et mai.		Ay, jardins.
	Nigelle des champs.	Nigella arvensis.	Sans propriétés	Juillet et août.		Moissons.
	Ancolie commune.	Aquilegia vulgaris.	Suspecte.	Mai et juin.		Bouzy, bois.
	Dauphinelle staphisaigre.	Delphinium staphisagria	id.	Juin et juillet.	Semences.	Moissons.
	Dauphinelle des blés.	Delphinium consolida.	id.	id.	id.	Moissons.
	Aconit napel.	Aconitum napellus.	Vénéneuse.	id.	Racine pendant toute l'année.	Ay, jardins.
	Aconit tue-loup.	Aconitum lycoctonum.	id. et méd.	id.	Feuilles à la belle saison.	id.
	Actée.	Actæa spicata.	Vénéneuse.	id.		Villers-Marmery.
BERBÉRIDÉES.	Epine-vinette commune.	Berberis vulgaris.	Alimentaire.	Mai.	Baies, à la fin de l'été.	Reims, fossés.
NYMPHÉACÉES.	Nénuphar blanc.	Nymphœa alba.	Médicinale.	Juin et juillet.	Toute la plante en été.	Reims, sur la Vesle.
	Nénuphar jaune.	Nymphœa lutea.	id.	id.	id.	id.
	Pavot bâtard.	Papaver hybridum.	Médicinale.	Juin et juillet.	Fleurs, en été.	Ferme de Crilly.
	Pavot sauvage.	Papaver argemone.	id.	id.	id.	Bouzy, autour.
PAPAVÉRACÉES.	Pavot douteux.	Papaver dubium.	id.	id.	id.	Reims, Ludes, Condé.
	Pavot coquelicot.	Papaver rhœas.	id.	id.	id.	Bouzy, moissons.
	Pavot somnifère.	Papaver somniferum.	Méd. et écon.	id.	Capsules et semences en été.	Ay, jardins.
	Chélidoine éclaire.	Chelidonium majus.	Vénéneuse.	Mai.		Ay, au pied des murailles.

FAMILLES NATURELLES des plantes.	NOMS VULGAIRES.	NOMS BOTANIQUES.	PROPRIÉTÉS.	ÉPOQUES DE LA FLORAISON.	ÉPOQUES DE LA RÉCOLTE.	LIEUX OU CROISSENT LES PLANTES.
FUMARIÉES.	Fumeterre officinale.	Fumaria officinalis.	Médicinale.	Mars et avril.	Toute la plante en été.	Ferme de Crilly.
	Fumeterre à petites fleurs.	Fumaria parviflora.	id.	id.	id.	Bouzy, moissons.
	Fumeterre bulbeuse.	Fumaria bulbosa.	id.	id.	id.	Ay, haies.
	Giroflée jaune.	Cheiranthus cheiri.	Médicinale.	Mars.	Fleurs en été.	Ay, sur les vieux murs.
	Cresson de fontaine.	Nasturtium officinale ou sisymbrium nasturtium.	Médic. et alim.	Juin.	Toute la plante en été.	Fontaine, ruisseaux.
CRUCIFÈRES.	Cardamine amère.	Cardamine amara.	id.	id.	id.	Reims, Porte Fléchambault.
	Cresson des prés.	Cardamine pratensis.	id.	id.	id.	Marais de Muire.
	Thlaspi des champs.	Thlaspi arvense.	Médicinale.	id.	id.	Bouzy, vignes.
	Thlaspi bourse à pasteur.	Thlaspi bursa pastoris.	id.	id.	id.	Ay, champs.
	Julienne des dames.	Hesperis matronalis.		Mai et juin.	Fleurs en mai et juin.	Ay, parterres.
	Velar (herbe au chantre).	Sisymbrium officinale ou erysimum officinale.	Médicinale.	id.	Toute la plante en été.	Ferme de Crilly.
	Sisymbre sagesse.	Sisymbrium sophia.	id.	id.	id.	Reims, remparts.
	Alliaire officinale.	Alliaria officinalis.	id.	Avril et mai.	id.	Reims, bois d'Amour.
	Passerage à larges feuilles	Lepidium latifolium.	Médic. et alim.	Juillet et août.	Feuilles en été.	Ferme de Crilly.
	Petite passerage.	Lepidium iberis.	id.	id.	id.	id.
	Chou potager.	Brassica oleracea.	Alimentaire.	Juin et juillet.	Feuilles une partie de l'année.	Bouzy, champs.
	Chou navet.	Brassica campestris.	id.	id.	Racine en octobre.	id.
	Colza variété du chou-nav.	Brassica oleifera.	id.	id.	Graine en août.	id.
	Chou-rave.	Brassica rapa.	Alim. et médic.	id.	Racine en mai.	id.
	Chou-roquette.	Brassica eruca.	Médicinale.	id.	Toute la plante en été.	id.
	Fausse roquette.	Brassica erucastrum.	id.	id.	id.	id.
	Moutarde noire.	Sinapis nigra.	Médic. et alim.	id.	Graine en été.	Bouzy, moissons.
	Moutarde des champs.	Sinapis arvensis.	id.	id.	id.	Clairmarais.
	Moutarde blanche.	Sinapis alba.	id.	id.	id.	Ferme de Crilly.
	Radis cultivé.	Raphanus sativus.	Alimentaire.	id.	Racine au printemps.	Ay, potagers.
	Radis sauvage ou ravenelle.	Raphanus raphanistrum.		id.		Clairmarais.
	Rave moutarde ou raifort sauvage.	Cochlearia armoracea.	Alim. et médic.	id.	id.	Ay, lieux humides.
	Cochléaria.	Cochlearia officinalis.	Médicinale.	id.	Toute la plante en été.	Reims, jardin botanique.
	Rue fétide.	Ruta graveolens.	Médic. et vénén.	Juillet.	La plante en été.	Endroits montueux.
	Fraxinelle ou dictame blanc.	Dictamnus albus.	Médicinale.	En été.	Fleurs à la belle saison.	Hautvillers, jardins.
VIOLACÉES.	Violette odorante.	Viola odorata.	Médicinale.	Mars et avril.	Fleurs au printemps.	Ay, jardins.
	Violette canine.	Viola canina.	id.	id.	Racine toute l'année.	Bouzy, bois.
	Pensée sauvage ou violette tricolore.	Viola tricolor.	id.	Pendant toute la belle saison.	Fleurs en été.	Ay, champs.
CAPPARIDÉES.	Parnassie des marais.	Parnassia palustris.	Propr. médic. incertaines.	Août.	Fleurs en été.	Cormontreuil.
POLYGALÉES.	Polygala vulgaire.	Polygala vulgaris	Médicinale.	En été.	Racines toute l'année.	Bouzy, bois.
	Polygala amer.	Polygala amara.	id.	id.	id.	id.
CARYOPHYLLÉES.	OEillet des jardins.	Dianthus caryophyllus.	Médicinale.	Juillet.	Fleurs en été.	Ay, jardins.
	OEillet superbe.	Dianthus superbus.	id.	id.	id.	id.
	Saponaire officinale.	Saponaria officinalis.	id.	id.	Toute la plante en été.	Bouzy, vignes.

FAMILLES NATURELLES des plantes.	NOMS VULGAIRES.	NOMS BOTANIQUES.	PROPRIÉTÉS.	ÉPOQUES DE LA FLORAISON.	ÉPOQUES DE LA RÉCOLTE.	LIEUX OU CROISSENT LES PLANTES
CARYOPHYLLÉES.	Saponaire anguleuse.	*Saponaria vaccaria.*		Juillet.		Ferme de Crilly.
	Lin cultivé.	*Linum usitatissimum.*	Médicinale.	id.	La graine en été.	id.
	Lin vivace.	*Linum vivax.*		id.		Ay, jardins.
	Lin cathartique.	*Linum catharticum.*	id.	id.	La plante en été.	Vrilly, marais.
MALVACÉES.	Mauve alcée.	*Malva alcea.*	Médicinale.	Juin et juillet.	Fleurs en été.	Louvois, parc.
	Mauve sauvage.	*Malva sylvestris.*	id.	id.	id.	Bouzy, autour.
	Mauve à feuilles rondes.	*Malva rotundifolia.*	id.	id.	id.	Ay, jardins et champs.
	Guimauve officinale.	*Althœa officinalis.*	id.	id.	Fleurs en été, racine toute l'ann.	id.
	Rose trémière.	*Alcea rosea.*	id.	id.	id.	Ay, jardins.
TILIACÉES,	Tilleul sauvage.	*Tilia sylvestris.*	Médicinale.	id.	id.	Bouzy, cimetière.
	Tilleul à larges feuilles.	*Tilia platiphylla* ou *Europœa.*	id.	id.	id.	Reims, promenades.
HYPÉRICÉES.	Mille-pertuis perforé.	*Hypericum perforatum.*	Médicinale.	Juin.	Toute la plante en été.	Ferme de Crilly.
	Mille-pertuis tétragone.	*Hypericum quadrangulum.*	id.	id.	id.	Vrilly, marais.
HESPÉRIDÉES.	Oranger.	*Citrus aurantium.*	Médic. et alim.	En été.	Fleurs et feuilles en été.	Ay, jardins.
ACÉRINÉES.	Erable sycomore.	*Acer pseudo-platanus.*	Economique.	Avril.	Bois, toute l'année.	Villers-Marmery.
	Erable platane.	*Acer platanoides.*	id.	id.	id.	Ay, promenades.
	Marronier d'Inde.	*OEsculus hippocastanum*	id.	id.	id.	Ay, bois, cours.
SARMENTACÉES.	Vigne cultivée.	*Vitis vinifera.*	Médic. et alim.	Juin.	Fruit en octobre.	Ay, vignes.
TROPÉOLÉES.	Capucine à larges feuilles	*Tropœolum majus.*	id.	id.	La fleur en été.	Ay, jardins.
GÉRANIÉES.	Géranium.	*Geranium robertianum.*	Médicinale.	Juin.	Toute la plante en été.	Ay, champs.
	Géranium à feuilles rondes	*Geranium rotundifolium*	id.	id.	id.	Bouzy, vignes.
	Alleluia.	*Oxalis acetosella.*	Médic. et alim.	Mars et avril.	Feuilles à la belle saison.	Saint-Martin-d'Ablois.
BALSAMINÉES.	Balsamine sauvage.	*Impatiens noli tangere.*	Suspecte.	Août.		Beaulieu, étang.
	Balsamine des jardins.	*Impatiens balsaminus.*		Septembre.	Fleurs en automne.	Ay, jardins.
LÉGUMINEUSES.	Genêt à balais.	*Spartium scoparium.*	Médicinale.	Juillet.	Fleurs en été.	Ay, bois.
	Genêt des teinturiers.	*Genista tinctoria.*	id.	id.	id.	Ferme de Crilly.
	Genêt d'Espagne.	*Genista juncea.*	id.	id.	id.	Ay, jardins.
	Coronille émérus.	*Coronilla emerus.*	Suspecte.	id.	id.	Ay, parterres.
	Mélilot officinal.	*Melilotus officinalis.*	Médicinale.	id.	id.	Ferme de Crilly.
	Mélilot élevé.	*Melilotus altissima.*	id.	id.	id.	id.
	Arrête-bœuf.	*Ononis arvensis.*	id.	Juin et juillet.	Fleurs en été.	id.
	Lotier tétragone.	*Lotus tetragonolobus.*	Alimentaire.	Mai.	Graine en été.	id.
	Fève commune.	*Faba vulgaris.*	id.	id.	Fruits en été.	Ferme de Crilly. Ay, vignes.
	Réglisse glabre.	*Glycyrrhiza glabra.*	Médicinale.	Juillet.	Racine une partie de l'année.	Ay, jardins.
	Lentille.	*Ervum lens.*	Alimentaire.	Mai et juin.	Semences en septembre.	Ferme de Crilly.
	Haricot commun.	*Phaseolus vulgaris.*	id.	Juillet.	id.	Ay, vignes.
	Pois cultivé.	*Pisum sativum.*	id.	Mai et juin.	Semences au print. et en été.	Ferme de Crilly.
	Macusson, gesse tubéreuse	*Lathyrus tuberosus.*	id.	Juillet.	Racines en été.	id.
	Gesse commune.	*Lathyrus sativus.*	id.	id.	Semences en été.	Merfy.
	Orobe tubéreux.	*Orobus tuberosus.*	id.	id.	Racine en été.	Bouzy, bois.
	Sainfoin à bouquets.	*Hedysarum coronarium.*	id.	id.	Fleurs en été.	Ay, jardins
TÉRÉBINTHACÉES	Sumac des corroyeurs.	*Sumac coriaria.*		id.		id.

FAMILLES NATURELLES des plantes.	NOMS VULGAIRES.	NOMS BOTANIQUES.	PROPRIÉTÉS.	ÉPOQUES DE LA FLORAISON.	ÉPOQUES DE LA RÉCOLTE.	LIEUX OU CROISSENT LES PLANTES.
AMYGDALÉES.	Prunier épineux.	*Prunus spinosa.*	Alim. et médic.	Avril.	Fruits en octobre.	Crilly, bois.
	Prunier domestique.	*Prunus domestica.*	id.	id.	Fruits en août.	Ay, fruitiers.
	Cerisier des oiseaux.	*Cesarus avium.*	id.	id.	Fruits en juin.	Bouzy, bois.
	Cerisier Mahaleb.	*Cesarus mahaleb.*	id.	id.	id.	id.
	Laurier amandier.	*Cesarus lauro-cesarus.*	Vénén. et méd.	Août.	Feuilles toute l'année.	Ay, jardins.
	Cerisier commun.	*Prunus cesarus.*	Alimentaire.	Avril et mai.	Fruits en juillet et août.	Ay, fruitiers.
	Abricotier commun.	*Prunus armeniaca.*	id.	Mars et avril.	Fruits en août.	Ay, jardins.
	Pêcher commun.	*Persica vulgaris.*	id.	id.	id.	id.
	Amandier commun.	*Amygdalus communis.*	id.	id.	id.	id.
SPIRÉACÉES.	Spirée ulmaire.	*Spirea ulmaria.*	Médicinale.	Mai.	Fleurs en été.	Reims, bois d'Amour.
	Spirée filipendule.	*Spirea filipendula.*	Médic. et alim.	id.	Racine en été.	Paris, environs.
ROSACÉES et *DRYADRES.*	Benoite.	*Geum urbanum.*	Médicinale.	Juin et août.	id.	Reims, bois d'Amour.
	Framboisier.	*Rubus idæus.*	Alim. et médic.	Juin.	Feuilles et fruits en été.	Ferme de Crilly.
	Ronce commune.	*Rubus fructicosus.*	id.	id.	id.	Bouzy, montagne.
	Ronce à fruit bleu.	*Rubus cœsius.*	id.	id.	id.	Villers-Mainery.
	Ronce du nord.	*Rubus arcticus.*	id.	id.	id.	Ay, buissons.
	Fraisier des bois..	*Fragaria vesca.*	id.	Mai et août.	Fruits à la belle saison. Racine toute l'année.	Ferme de Vertuel.
	Potentille rampante ou quintefeuille.	*Potentilla reptans.*	Méd. et fourrag.	Juin.	Toute la plante et la racine en automne.	Bouzy, vignes.
	Tormentille droite.	*Tormentilla erecta.*	id.	id.	id.	id.
	Potentille argentée.	*Potentilla argentea.*	id.	id.	id.	Cranelle et Ay.
	Potentille printannière.	*Potentilla verna.*	id.	id.	id.	Reims, Porte Fléchambault.
	Argentine.	*Potentilla anserina.*	id.	id.	id.	Ferme de Vertuel.
	Aigremoine eupatoire.	*Agrimonia eupatoria.*	Médicinale.	Juin et juillet.	Feuilles en été.	Ferme de Crilly.
	Aigremoine odorante.	*Agrimonia odorata.*	id.	id.	id.	Ay, forêts.
	Pied de lion ou alchimille des champs.	*Alchimilla arvensis.*	id.	id.	id.	Chery-Chart.
	Pimprenelle sanguisorbe.	*Poterium sanguisorba.*	id.	id.	id.	Ferme de Crilly.
	Sanguisorbe officinale.	*Sanguisorba officinalis.*	Méd. et fourrag.	id.	id.	id.
	Rosier des buissons ou églantier.	*Rosa canina.*	Médicinale.	id.	Fleurs en été, fruits en octobre.	Mutigny, montagne.
	Rosier velu.	*Rosa villosa.*	id.	id.	Fleurs en été.	id.
	Rosier odorant.	*Rosa rubiginosa.*	id.	id.	id.	id.
	Rosier à cent feuilles.	*Rosa centifolia.*	id.	id.	id.	Ay, jardins.
	Rosier musqué.	*Rosa moschata.*	id.	id.	id.	id.
	Rosier blanc.	*Rosa alba.*	id.	id.	id.	id.
	Rosier de France.	*Rosa gallica.*	id.	id.	id.	Provins et Ay.
	Rosier des quatre saisons.	*Rosa floralia rosalia.*	id.	id.	id.	Ay, jardins.
	Seringat ou Syringa.	*Syringa odorata.*		Mai et juin.		id.
POMMACÉES.	Néflier aubépine.	*Mespylus oxyacantha* ou *cratægus oxyacantha.*	Alimentaire.	Mai.	Fruits à l'automne.	Bouzy, bois.
	Néflier d'Allemagne.	*Mespylus germanica.*	id.	id.	id.	id.
	Sorbier des oiseleurs.	*Sorbus aucuparia.*	id.	id.	id.	id.
	Sorbier domestique.	*Sorbus domestica.*	id.	id.	id.	id.

FAMILLES NATURELLES des plantes.	NOMS VULGAIRES.	NOMS BOTANIQUES.	PROPRIÉTÉS.	ÉPOQUES DE LA FLORAISON.	ÉPOQUES DE LA RÉCOLTE.	LIEUX OU CROISSENT LES PLANTES
POMMACÉES.	Coignassier.	*Pyrus cydonia.*	Alimentaire.	Mai.	Fruits à l'automne.	Ay, fruitiers.
	Poirier.	*Pyrus communis.*	id.	id.	id.	id.
	Pommier.	*Malus communis.*	· id.	id.	id.	id.
ONAGRAIRES.	Epilobe à épi.	*Epilobium spicatum.*	Alimentaire.	Juillet.	Racine, au printemps.	Ferme de Vertuel.
	Onagre bisannuelle.	*OEnothera biennis.*	id.	id.	id.	Ecueil, garenne.
	Onagre annuelle.	*OEnothera annua.*		id.	Ecorce, toute l'année.	Ay, jardins.
MYRTÉES.	Grenadier commun.	*Punica granatum.*	Médicinale.	Août.	Fleurs, en été.	id.
SALICARIÉES.	Salicaire commune.	*Lythrum salicaria.*	id.	Juillet.	Feuilles, en été.	Muire, marais.
PORTULACÉES.	Pourpier cultivé.	*Portulaca oleracea.*	Alimentaire.	id.	Feuilles, au printemps.	Brimont, vignes.
	Montie des fontaines.	*Montia fontana.*	id.	id.	id.	Chaltrait, château.
AMARANTHACÉES	Herniaire.	*Herniaria glabra.*	Médicinale.	id.	Toute la plante, en été.	Ferme de Crilly.
JOUBARBES.	Sédum télèphe ou orpin.	*Sedum telephium.*	Médicinale.	Septembre.	id.	Tours-sur-Marne, bois, et Ay, vignes.
	Sédum blanc.	*Sedum album.*	id.	id.	id.	Tinqueux.
	Sédum réfléchi.	*Sedum reflexum.*	id.	id.	id.	Ecueil, garenne.
	Sédum à feuilles rondes.	*Sedum rotundifolium.*	id.	id.	id.	Ay, en pots.
	Joubarbe des toits.	*Sempervivum tectorum.*	id.	id.	id.	Ferme de Vertuel.
	Vermiculaire brûlante.	*Sedum acre.*	Suspecte.	id.	id.	Ferme de Crilly.
GROSSULARIÉES.	Groseiller épineux.	*Ribes uva crispa.*	Alimentaire.	Mars.	Fruits en août.	Ay, jardins.
	Cassis. Groseiller noir.	*Ribes nigrum.*	id.	Mai.	id.	id.
	Groseiller commun.	*Ribes rubrum.*	id.	id.	id.	id.
SAXIFRAGÉES.	Saxifrage tridactyle.	*Saxifraga tridactilites.*	Médicinale.	id.	La plante, en été.	Ferme de Crilly.
	Saxifrage granulée.	*Saxifraga granulata.*	id.	id.	id.	Ecueil, garenne.
	Saxifrage à feuilles épaiss.	*Saxifraga crassifolia.*	id.	id.	id.	Ay, jardins.
	Dorine à feuilles opposées	*Chrysosplenium opposi-tifolium.*	Médic. et alim.	id.	id.	Saint-Martin-d'Ablois.
OMBELLIFÈRES.	Carotte commune.	*Daucus carotta.*	Alimentaire.	Juin et juillet.	Racine, à l'automne.	Ay, potagers.
	Coriandre cultivée.	*Coriandrum sativum.*	Alim. et médic.	id.	Semences, en été.	Champfleury.
	Panais cultivé.	*Pastinaca sativa.*	Alimentaire.	id.	Racine, en été.	Ecueil, garenne.
	Aneth fenouil.	*Anethum fœniculum.*	Médicinale.	id.	Toute la plante en septembre.	Ay, jardins.
	Aneth odorant.	*Anethum graveolens.*	Alimentaire.	id.	id.	Bouzy, vignes.
	Ache céleri.	*Apium graveolens.*	Alimentaire.	Juillet et août.	La plante en septembre.	Ay, potagers.
	Aneth des blés.	*Anethum segetum.*	Médicinale.	id.	Toute la plante en septembre.	Bouzy, près la voie de Bulon
	Angélique des jardins.	*Angelica archangelica.*	Médic. et alim.	id.	id.	Ay, jardins.
	Angélique sauvage.	*Angelica sylvestris.*	id.	id.	id.	Muire, marais.
	Anis vert.	*Pimpinella anisum.*	id.	id.	id.	Ay, jardins.
	Séséli carvi.	*Seseli carvi.*	id.	id.	Semences, en été.	Ay, prairie.
	Sélin des marais.	*Selinum palustre.*	Suspecte.	id.	Racine, en automne.	id.
	Petite ciguë ou éthuse fétide.	*OEthusa cynapium.*	Vénéneuse.	id.		Ay, promenades.
	Grande ciguë.	*Conium maculatum.*	Vénén. et méd.	id.	Toute la plante en été.	id.
	Ciguë aquatique ou œnanthe phellandre.	*Phellandrium aquaticum*	id.	id.	id.	Ferme de Crilly.
	OEnanthe fistuleuse.	*OEnanthe fistulosa.*	id.	id.		Vrilly, moulin.

FAMILLES NATURELLES des plantes.	NOMS VULGAIRES.	NOMS BOTANIQUES.	PROPRIÉTÉS.	ÉPOQUES DE LA FLORAISON.	ÉPOQUES DE LA RÉCOLTE.	LIEUX OU CROISSENT LES PLANTES.
OMBELLIFÈRES.	OEnanthe safranée.	OEnanthe crocata.	Vénén. et méd.	Juillet et août.	Racine, en été.	Vrilly, moulin.
	OEnanthe pimprenelle.	OEnanthe pimpinelloides	Suspecte.	id.		id.
	Cerfeuil cultivé.	Scandix cerefolium.	Alimentaire.	id.	Toute la plante, en été.	Ay, jardins.
	Cerfeuil sauvage.	Chœrophyllum sylvestre.	Suspecte.	Mai.		Ferme de Crilly.
	Cerfeuil enivrant.	Chœrophyllum temulum.	id.	Juillet et août.		Reims, promenades.
	Berle à larges feuilles.	Sium latifolium.	id.	id.		Muire, marais.
	Hydrocotyle commune.	Hydrocotyle vulgaris.	id.	id.		Maco, moulin.
	Scandix peigne de Vénus.	Scandix pecten veneris.	id.	id.		Ferme de Crilly, moissons.
	Sanicle d'Europe.	Sanicula europæa.	Médicinale.	id.	Toute la plante, en été.	Crilly, bois.
	Livèche.	Ligusticum levisticum.	Médic. et alim.	id.	id.	Ay, potagers.
	Panicaut des champs.	Eryngium campestre.	id.	id.		Reims, Porte Cérès.
	Ache persil.	Apium petroselinum.	Alim. et médic.	id.		Ay, potagers.
	Persil frisé.	Apium crispum.	id.	id.		id.
	Persil à larges feuilles.	Apium latifolium.	id.	id.		id.
CAPRIFOLIACÉES	Lierre rampant.	Hedera helix.	Médic. et alim.	Septembre.	Feuilles, toute l'année.	Bouzy, montagne.
	Cornouiller mâle.	Cornus mas.	id.	Mars.	Fruits, en automne.	Chaltrait, bois.
	Sureau noir.	Sambucus nigra.	id.	Mai.	Baies, en automne.	Ferme de Crilly.
	Sureau yèble.	Sambucus ebulus.	Suspecte.	id.	id.	Dizy, anc. route de Reims.
	Sureau à grappes.	Sambucus racemosa.	id.	id.	id.	Ferme de Crilly, bords de l'étang.
	Chèvre-feuille.	Lonicera periclymenum.	Médicinale.	Juin.		Ay, jardins.
	Chèvre-feuille velu.	Lonicera xilosteon.	Vénéneuse.	id.		Écueil, garenne.
	Viorne mancienne.	Viburnum lantana.	Suspecte.	Août.		Bouzy, bois.
	Viorne boule de neige.	Viburnum opulus.	id.	id.		id.
	Viorne laurier-thym.	Viburnum thymum.	id.	id.		Paris, environs.
LORANTHÉES.	Gui de chêne.	Viscum album.	Médicinale.	Juin.	Toute la plante, en été.	Ambonnay.
RUBIACÉES.	Caille-lait.	Galium verum.	Médic. et écon.	Mars.	id.	Ferme de Crilly.
	Caille-lait blanc.	Galium mollugo.	id.	id.	id.	id.
	Caille-lait du nord.	Galium boreale.	id.	id.	id.	id.
	Grateron.	Galium aparine.		Mai.		Bouzy, moissons.
	Aspérule odorante.	Asperula odorata.	Médicinale.	id.	Fleurs, au printemps.	Ferme de Vertuel, bois.
	Aspérule à l'esquinancie.	Asperula cynanchica.	id.	id.	id.	Écueil, garenne.
	Aspérule des champs.	Asperula arvensis.	id.	id.	id.	Ferme de Crilly.
VALÉRIANÉES.	Mâche cultivée.	Valerianella olitaria.	Alimentaire.	id.	Feuilles, en février et mars.	id.
	Valériane officinale.	Valeriana officinalis.	Médicinale.	id.	Racine, toute l'année.	Saint-Imoges, bois.
	Grande valériane.	Valeriana phu.	id.	id.	id.	Ay, jardins.
DIPSACÉES.	Scabieuse des champs.	Scabiosa arvensis.	id.	Août.	Toute la plante, en été.	Ferme de Crilly.
	Scabieuse des bois.	Scabiosa sylvatica.	id.	id.	id.	Ay, bois.
	Scabieuse succise.	Scabiosa succisa.	id.	id.	id.	Cran de Louvois.
Composées. Tribu des CHICORACÉES.	Chicorée sauvage.	Cichorium intybus.	Médicinale.	Tout l'été.	Racine, toute l'année.	Ay, chemins.
	Lampsane commune.	Lampsana communis.	id.	Juillet et août.	id.	Reims, promenades.
	Laitue cultivée.	Lactuca sativa.	Alimentaire.	id.	Feuilles, à la belle saison.	Ay, potagers.
	Laitue vireuse.	Lactuca virosa.	Suspecte.	id.		Reims.
	Laitron oléracé.	Sonchus oleraceus.		id.		Vrilly, moulin.
	Epervière piloselle.	Hieracium pilosella.		id.		Ferme de Crilly.

FAMILLES NATURELLES des plantes.	NOMS VULGAIRES.	NOMS BOTANIQUES.	PROPRIÉTÉS.	ÉPOQUES DE LA FLORAISON.	ÉPOQUES DE LA RÉCOLTE.	LIEUX OU CROISSENT LES PLANTES.
Composées.	Epervière des murs.	*Hieracium murorum.*		Juillet et août.		Saint-Basle, faux.
Tribu des	Pissenlit.	*Taraxacum dens leonis.*	Alim. et médic.	id.	Feuilles, au printemps.	Ay, champs.
CHICORACÉES.	Scorsonère d'Espagne.	*Scorzonera hispanica.*	id.	id.	id.	Ay, potagers.
	Scorsouère humble.	*Scorzonera humilis.*	id.	id.	id.	Muire, marais.
	Salsifis des prés.	*Tragopogon pratense.*	id.	id.	Jeunes pousses, en été.	Ferme de Crilly.
	Salsifis à feuill. de poireau	*Tragopogon porrifolium*	id.	id.	Racine, une partie de l'année.	Ay, potagers.
Tribu des	Bardane.	*Arctium lappa.*	Médicinale.	Juillet.	Racine, toute l'année.	Ay, chemins.
CYNAROCÉPHALES	Artichaut.	*Cynara scolymus.*	Alimentaire.	id.	Têtes, toute la belle saison.	Ay, potagers.
	Carline vulgaire.	*Carlina vulgaris.*	Médicinale.	id.	Racine, en été.	Ferme de Crilly, bois.
	Onopordon acanthin.	*Onopordum acanthium.*		id.		Ay, chemins.
	Bleuet.	*Centaurea cyanus.*	Médicinale.	Juin.	La fleur, au mois de juin.	Bouzy, moissons.
	Verge d'or commune.	*Solidago virga aurea.*		Août.		Ferme de Crilly.
	Aunée.	*Inula helenium.*	Médicinale.	Juillet et août.	Toute la plante, en été.	Châlons.
	Eupatoire à feuilles de chanvre.	*Eupatoria cannabinum.*	id.	Mars.		Ferme de Crilly.
	Tussilage commun.	*Tussilago farfara.*	id.	id.	Fleurs, au printemps.	id.
	Tussilage pétasite.	*Tussilago petasites.*	Propr. incert.	id.	Toute la plante, en été.	Louvois, château.
	Tussilage odorant.	*Tussilago fragrans.*		id.	id.	Ay, jardins.
	Seneçon commun.	*Senecio vulgaris.*	Médicinale.	Juin.	id.	Bouzy, vignes.
	Seneçon jacobée.	*Senecio jacobea.*	id.	id.	id.	id.
	Souci des jardins.	*Calendula officinalis.*		Août.		Ay, jardins.
	Souci des champs.	*Calendula arvensis.*		id.		Bouzy, vignes.
Tribu des	Gnaphale dioïque.	*Gnaphalium dioicum.*	Médicinale.	Juin.	Fleurs, en été.	Bouzy, plaine.
CORYMBIFÈRES.	Gnaphale d'Allemagne.	*Gnaphalium germanica.*	id.	id.	id.	Ferme de Crilly.
	Chrysanthème des blés.	*Chrysanthemum segetum.*		id.	id.	Vrilly, moulin.
	Paquerette vivace.	*Bellis perennis.*		Juin et août.	Fleurs, tout l'été.	Ay, gazons.
	Maroute.	*Anthemis cotula.*	Médicinale.	id.	id.	Ville-en-Selve.
	Camomille romaine.	*Anthemis nobilis.*	id.	id.	id.	Bouzy, moissons.
	Matricaire officinale.	*Matricaria parthenium.*	id.	id.	id.	Ay, jardins.
	Tanaisie.	*Tanacetum vulgare.*	id.	id.	id.	Ay, chemins.
	Coq ou balsamite.	*Tanacetum balsamita.*	id.	id.	id.	Ay, jardins.
	Absinthe.	*Arthemisia absinthium.*	id.	id.	Toute la plante, en été.	id.
	Absinthe sauvage.	*Artemisia campestris.*	id.	Juillet et août.	id.	Germaine, Champillon, Mutigny, plaine.
	Armoise vulgaire.	*Artemisia vulgaris.*	id.	Août et septembre.	id.	Ferme de Crilly.
	Citronelle.	*Artemisia abrotanum.*		Juin.	id.	Ay, jardins.
	Mille-feuille commune.	*Achillea millefolium.*	id.	Juillet et août.	id.	Muire, marais.
	Hélianthe tubéreux.	*Helianthus tuberosus.*	Médic. et alim.	id.	Tubercules, en automne.	Ay, potagers
	Hélianthe à grandes fleurs	*Helianthus annuus.*		id.	Semences, en automne.	Ay, jardins.
	Raiponce en épi.	*Phyteuma spicata.*	Alim. et médic.	Juillet et août.	Racine, au printemps.	Bouzy, bois.
	Campanule raiponce.	*Campanula rapunculus.*	id.	id.	id.	Ferme de Crilly.
CAMPANULACÉES.	Campan. à feuil. de pêcher	*Campanula persicifolia.*		id.		Ferme de Vertuel.
	Campanule gantelée.	*Campanula trachelium.*		id.		Crilly, bois.
	Campanule fausse raiponse.	*Campanula rapunculoides.*		id.		id.
	Campanule miroir de Vénus.	*Campanula speculum veneris.*		id.		Muire.

FAMILLES NATURELLES des plantes.	NOMS VULGAIRES.	NOMS BOTANIQUES.	PROPRIÉTÉS.	ÉPOQUES DE LA FLORAISON.	ÉPOQUES DE LA RÉCOLTE.	LIEUX OU CROISSENT LES PLANTES.
VACCINIÉES	Airelle myrtille.	Vaccinium myrtillus.	Alim. et médic.	Mai.	Les baies, à l'automne.	Bouzy, bois.
ÉRICINÉES.	Pyrole à feuilles rondes.	Pyrola rotundifolia.	Médicinale.	Juin et juillet.	Feuilles, en été.	Ferme de Vertuel.
	Bruyère commune.	Erica vulgaris.		id.	La plante, toute l'année.	Ay, forêts.
	Arbousier des Pyrénées.	Arbutus unedo.	id.	Mai.	Feuilles, en été.	Ay, au-dessus du Cubray.
JASMINÉES.	Troène commun.	Ligustrum vulgare.	Économique.	Juin.		Bouzy, bois.
	Frêne.	Fraxinus excelsior.	Médicinale.	Avril.	Écorce et feuilles, en été.	Ay, bois.
	Jasmin.	Jasminum officinale.	Économique.	Juin.	Fleurs, à la belle saison.	Ay, jardins.
	Jasminoïde.	Licium jasminoide.		Juillet et août.		id.
APOCYNÉES.	Asclépias dompte-venin.	Asclepias vincetoxicum.	Délétère.	id.		Bouzy, bois.
	Laurier rose.	Nerium oleander.	id.	id.		Ay, parterres.
	Petite pervenche.	Vinca minor.		Mai et août.	Fleurs, toute la belle saison.	Ferme de Vertuel.
	Grande pervenche.	Vinca major.		id.	id.	Ay, jardins.
GENTIANÉES.	Trèfle d'eau.	Menyenthes trifoliata.	Médicinale.	Juin.	La plante, en été.	Muire, marais.
	Petite centaurée.	Gentiana centaurium.	id.	Juillet et août.	id.	Champillon, Crilly.
CONVOLVULACÉES	Liseron des haies.	Convolvulus sepium.	Médicinale.	Juin et juillet.	La plante, en été.	Reims, Saint-Eloi.
	Liseron des champs.	Convolvulus arvensis.	id.	id.	id.	Bouzy, moissons.
BORRAGINÉES.	Héliotrope d'Europe.	Heliotropium europæum.	Médicinale.	Juillet.	Fleurs, en été.	Bouzy, autour.
	Vipérine commune.	Echium vulgare.	id.	id.	La plante, en été.	id.
	Gremil officinal.	Lithospermum officinale.	id.	Mai et juin.	Semences, en été.	Sermiers, bois.
	Pulmonaire officinale.	Pulmonaria officinalis.	id.	id.	La plante, en été.	Valmy, bois.
	Pulmonaire à feuil. étroites	Pulmonaria angustifolia	id.	id.	id.	id.
	Consoude officinale.	Symphitum officinale.	id.	id.	Racine, à la belle saison.	Ay, bords du canal.
	Buglose d'Italie.	Anchusa italica.	id.	Mai et août.	Fleurs, en été.	Aubilly, champs.
	Buglose officinale.	Anchusa officinalis.	id.	id.	id.	id.
	Cynoglosse officinale.	Cynoglossum officinale.	id.	id.	Feuilles et racine, en été.	Reims, faubourg Cérès, et Dizy, chemins. (H. P.)
	Cynoglosse printanière.	Myosotis versicolor.	id.	id.	Feuilles et fleurs, en été.	Ay, jardins, et Chaltrait, chemins.
	Bourrache officinale.	Borrago officinalis.	id.	id.	id.	Ay, lieux non cultivés.
SOLANÉES.	Morelle noire.	Solanum nigrum.	Médic. et susp.	Juin.	Toute la plante, en été.	Bouzy, vignes.
	Morelle pomme d'amour.	Solanum lycopersicum.	Alimentaire.	Juillet.	Fruits, en septembre.	Ay, jardins.
	Morelle tubéreuse ou pomme de terre.	Solanum tuberosum.	id.	Juin et juillet.	Tubercules, d'août à septemb.	Ay, champs.
	Douce-amère.	Solanum dulcamara.	Médicinale.	Juillet et août.	Sommités herbacées, en été.	Ferme de Crilly.
	Alkékenge.	Physalis alkekengi.	id.	Juin.	Baies, à la belle saison.	Ay, vignes et jardins.
	Belladone.	Atropa belladona.	Médic. et vénén.	id.	Feuilles, à la belle saison.	Germaine, bois.
	Pomme épineuse.	Datura stramonium.	id.	id.	id.	Chaltrait, jardins.
	Jusquiame noire.	Hioscyamus niger.	id.	Mai et juin.	Fleurs et feuilles, en été.	Ferme de Crilly.
	Bouillon blanc ou molène.	Verbascum thapsus.	Médicinale.	A la belle saison.	Fleurs, à la belle saison.	id.
	Molène blattaire.	Verbascum blattaria.	id.	id.	id.	Ferme de Bœuf.
	Molène noire.	Verbascum nigrum.		id.		Isse, près le village.
	Molène poudreuse.	Verbascum pulverulentum.		id.		Saint-Léonard.
	Tabac.	Nicotiana tabacum.	Médic. et écon.	id.	Feuilles, à la belle saison.	Ay, jardins.

II.   8

FAMILLES NATURELLES des plantes.	NOMS VULGAIRES.	NOMS BOTANIQUES.	PROPRIÉTÉS.	ÉPOQUES DE LA FLORAISON.	ÉPOQUES DE LA RÉCOLTE.	LIEUX OU CROISSENT LES PLANTES.
SCROPHULARIÉES	Digitale pourprée.	*Digitalis purpurea.*	Médic. et écon.	Juillet et août.	Feuilles, pendant la belle saison	Ay, jardins.
	Digitale à petites fleurs.	*Digitalis parviflora.*		*id.*		Saint-Martin-d'Ablois.
	Linaire pourprée.	*Linaria purpurea.*	Suspecte.	Juin.		Villers en Prayères.
	Muflier des jardins.	*Anthirrhinum majus.*	*id.*	*id.*		Ay, jardins.
	Linaire commune.	*Linaria vulgaris.*	*id.*	*id.*		Ferme de Crilly.
	Gratiole officinale.	*Gratiola officinalis.*	*id.*	*id.*		Vouzy, marais.
	Scrophulaire aquatique.	*Scrophularia aquatica.*	*id.*	*id.*		Tauxières, ruisseau.
	Scrophulaire noueuse.	*Scrophularia nodosa.*	*id.*	*id.*		Reims, château-d'eau.
OROBANCHÉES.	Orobanche vulgaire.	*Orobanche vulgaris.*		Mai et juin.	Les jeunes pousses, au print.	Paris, environs.
RHINANTHACÉES.	Euphraisie officinale.	*Euphrasia officinalis.*	Médicinale.	*id.*	Feuilles et fleurs, en été.	Bouzy, bois.
	Véronique officinale.	*Veronica officinalis.*	*id.*	*id.*	*id.*	*id.*
	Beccabunga; véronique beccabunga.	*Veronica beccabunga.*	*id.*	*id.*	*id.*	Fontaine, ruisseaux.
LABIÉES.	Sauge officinale.	*Salvia officinalis.*	Médicinale.	Juillet.	La plante, à la belle saison.	Ay, jardins.
	Sauge cardinale.	*Salvia cardinalis.*		*id.*		*id.*
	Sauge des prés.	*Salvia pratensis.*	*id.*	*id.*	*id.*	Muire.
	Bugle rampante.	*Ajuga reptans.*	*id.*	*id.*	*id.*	Crilly, bois.
	Germandrée ou petit chêne	*Teucrium chamædrys.*	*id.*	*id.*	*id.*	Crilly et Champillon, bois.
	Scordium ou germandrée aquatique.	*Teucrium scordium.*	*id.*	*id.*	*id.*	Trépail et environs de Paris
	Marrube vulgaire.	*Marrubium vulgare.*	*id.*	*id.*	*id.*	Ferme de Crilly.
	Marrube noir.	*Ballota nigra.*	*id.*	*id.*	*id.*	*id.*
	Ortie blanche.	*Lamium album.*	*id.*	*id.*	Fleurs, en été.	*id.*
	Lierre terrestre.	*Glechoma hederacea.*	*id.*	Avril.	La plante, à la belle saison.	Ay, partout.
	Stachys d'Allemagne.	*Stachys germanica.*		Juin.		Tours-sur-Marne, plaine.
	Stachys des bois.	*Stachys sylvatica.*		*id.*		Bezannes, bois.
	Stachys des marais.	*Stachys palustris.*		*id.*		Reims, bois d'Amour.
	Cataire.	*Napeta cataria.*	Médicinale.	Juillet et août.	*id.*	Ferme de Crilly.
	Agripaume cardiaque.	*Leonurus cardiaca.*	*id.*	Juillet.	*id.*	Beaulieu.
	Hyssope officinale.	*Hyssopus officinalis.*	*id.*	*id.*	*id.*	Ay, jardins.
	Menthe à feuilles rondes.	*Mentha rotundifolia.*	*id.*	Juillet et août.	*id.*	Vrilly, moulin.
	Menthe pouliot.	*Mentha pulegium.*	*id.*	*id.*	*id.*	Tours-sur-Marne.
	Menthe verte.	*Mentha viridis.*	*id.*	*id.*	*id.*	Chaltrait.
	Baume des jardins.	*Mentha hortensis.*	*id.*	*id.*	*id.*	Ay, jardins.
	Menthe poivrée.	*Mentha piperita.*	*id.*	*id.*	*id.*	
	Lavande.	*Lavendula officinalis.*	*id.*	*id.*	*id.*	*id.*
	Thym serpolet.	*Thymus serpyllum.*	*id.*	*id.*	*id.*	Ferme de Crilly.
	Thym.	*Thymus vulgaris.*	*id.*	*id.*	*id.*	*id.*
	Sariette des jardins.	*Satureia hortensis.*	Médic. et alim.	*id.*	*id.*	Ay, jardins.
	Mélisse officinale.	*Melissa officinalis.*	*id.*	*id.*	*id.*	Romain, bois.
	Mélisse des bois.	*Melittis melissophylum.*	*id.*	*id.*	*id.*	Crilly, bois.
	Clinopode commun.	*Clinopodium vulgare.*	*id.*	*id.*	*id.*	*id.*
	Origan commun.	*Origanum vulgare.*	*id.*	*id.*	*id.*	*id.*
	Marjolaine.	*Origanum marjorana.*	Médic. et écon.	*id.*	*id.*	Ay, jardins.
	Brunelle commune.	*Brunella vulgaris.*	*id.*	*id.*	Semences et feuilles, en été.	Bouzy, prés.
	Basilic.	*Ocymum basilicum.*	Médic. et alim.	*id.*	La plante, à la belle saison.	Ay, sur les fenêtres.
	Romarin officinal.	*Rosmarinus officinalis.*	Médic. et écon.	*id.*	*id.*	Ay, jardins.
	Toque vulgaire.	*Scutellaria galericulata*	*id.*	*id.*	*id.*	Reims, château-d'eau.

FAMILLES NATURELLES des plantes.	NOMS VULGAIRES.	NOMS BOTANIQUES.	PROPRIÉTÉS.	ÉPOQUES DE LA FLORAISON.	ÉPOQUES DE LA RÉCOLTE.	LIEUX OU CROISSENT LES PLANTES.
VERBÉNACÉES.	Verveine officinale	*Verbena officinalis.*	Médicinale.	Juillet et août.	Feuilles et fleurs, en été.	Cran de Louvois.
	Verveine à trois feuilles.	*Verbena triphylla.*	*id.*	*id.*	*id.*	Ay, jardins.
PRIMULACÉES.	Lysimachie nummulaire.	*Lisymachia nummularia.*	Médicinale.	Juin et juillet.	La plante, en été.	Montchenot, bois.
	Lysimachie officinale.	*Lisymachia vulgaris.*	*id.*	Juin et juillet.	*id.*	Reims, château-d'eau.
	Primevère officinale.	*Primula veris officinalis*	*id*	Mars et avril.	Fleurs, au printemps.	Ay, prairie.
	Mouron à fleurs rouges.	*Anagallis arvensis.*	*id.*	Mai.	La plante, à la belle saison.	Bouzy, moissons.
	Mouron des petits oiseaux.	*Alsine media.*		*id.*	*id.*	*id.*
	Mouron bleu.	*Anagallis cœrula.*		*id.*	*id.*	*id.*
	Samole de Valerand.	*Samolus valerandi.*		Juin et juillet.	Feuilles, en été.	Chenay.
PLANTAGINÉES.	Plantain; grand plantain.	*Plantago major.*	Médicinale.	Juin et août.	Feuilles, toute l'année.	Ay, chemins.
	Plantain moyen.	*Plantago media.*	*id.*	*id.*	*id.*	Muire.
	Plantain des sables.	*Plantago arenaria.*	*id.*	*id.*	*id.*	Merfy.
NYCTAGINÉES.	Belle de nuit.	*Nyctago jalappa.*	*id.*	*id.*	Racine, une partie de l'année.	Ay, jardins.
AMARANTHACÉES.	Amaranthe blette.	*Amaranthus blitum.*	Alimentaire.	*id.*	La plante, en été.	Chaltrait, château.
CHÉNOPODÉES.	Chénopode bon henri.	*Chenopodium bonus henricus.*	Médicinale.	Juin et juillet.	Feuilles, en été.	Ville-en-Selve.
	Arroche des jardins.	*Atriplex hortensis.*	Alimentaire.	*id.*	*id.*	Ay, potagers.
	Arroche puante.	*Chenopodium vulvaria.*		Juin et juillet.		Reims, mars.
	Blette effilée.	*Blitum virgatum.*	Alimentaire.	*id.*	*id.*	Merfy.
	Bette commune ou poirée.	*Betta vulgaris.*	*id.*	*id.*	*id.*	Ay, champs.
	Betterave rouge.	*Betta rubra.*	*id.*	*id.*	Racine, en automne.	*id.*
POLYGONÉES.	Sarrazin.	*Polygonum fagopyrum.*	Alimentaire.	Août.	Semences, en automne.	Fontaine, Mutry.
	Polygone amphibie.	*Polygonum amphibium.*	Médicinale.	*id.*	Racine, en été.	Ferme de Crilly, étang.
	Polygone poivre d'eau.	*Polygonum hidropiper.*	*id.*	*id.*	*id*	Reims, bois d'Amour.
	Polygone persicaire.	*Polygonum persicaria.*		Août.		*id.*
	Polygone des pet. oiseaux.	*Polygonum aviculare.*		*id.*		Ecueil, garenne.
	Patience.	*Rumex patientia.*	Médicinale.	Juillet.	La plante, en été.	Ferme de Crilly.
	Patience crépue ou parelle	*Rumex crispus.*	*id.*	*id.*	Racine, toute l'année.	*id.*
	Patience sauvage.	*Rumex acutus.*	*id.*	*id.*	*id.*	Avenay, autour.
	Oseille commune.	*Rumex acetosa.*	Alimentaire.	*id.*	Feuilles, pendant la belle saison	Ay, potagers.
	Rhubarbe rhapontic.	*Rheum rhaponticum.*	Médicinale.	*id.*	Racine, en été.	*id.*
LAURINÉES.	Laurier noble.	*Laurus nobilis.*	Médic. et écon.	Août.	Feuilles, toute l'année.	Ay, jardins.
THYMÉLÉES.	Daphné mézéréon ou bois-gentil.	*Daphne mezereum.*	Vénén. et méd.	Février.	Racine, toute l'année.	Crilly, bois.
ARISTOLOCHES.	Aristoloche clématite.	*Aristolochia clematitis.*	Médécinale.	Juin à août.	*id.*	Ay. Ferme de Vertuel.
EUPHORBIACÉES.	Epurge.	*Euphorbia lathyris.*	Vénéneuse.	*id.*		Ferme de Crilly.
	Euphorbe réveil-matin.	*Euphorbia helioscopia.*	*id.*	*id.*		*id.*
	Euphorbe des marais.	*Euphorbia palustris.*	*id.*	*id.*		*id.*
	Euphorbe des bois.	*Euphorbia sylvatica.*	*id.*	*id.*		Bouzy, bois.
	Ricin.	*Ricinus communis.*				Ay, jardins.
	Mercuriale officinale.	*Mercurialis annua.*	Médicinale.	*id.*	Toute la plante, en été.	Bouzy, vignes.
	Mercuriale vivace.	*Mercurialis perennis.*	Vénéneuse.	*id.*		Ferme de Vertuel.
	Buis toujours vert.	*Buxus sempervirens.*	Vénén. et méd.	Mars.	Bois et racine, toute l'année.	Ay, jardins

FAMILLES NATURELLES des plantes.	NOMS VULGAIRES.	NOMS BOTANIQUES.	PROPRIÉTÉS.	ÉPOQUES DE LA FLORAISON.	ÉPOQUES DE LA RÉCOLTE.	LIEUX OÙ CROISSENT LES PLANTES.
CUCURBITACÉES.	Bryone blanche.	*Bryonia alba.*	Vénén. et méd.	Juillet.	Racine, toute l'année.	Reims, promenades.
	Concombre cultivé.	*Cucumis sativus.*	Alim. et médic.	Juin.	Fruits, en été.	Ay, potagers.
	Melon.	*Cucumis melo.*	Alimentaire.	id.	id.	id.
	Citrouille.	*Cucurbita citrullus.*	id.	id.	Fruits, en automne.	id.
	Courge potiron.	*Cucurbita maxima.*	id.	id.	id.	id.
URTICÉES.	Pariétaire officinale.	*Parietaria officinalis.*	Médicinale.	Juin à août.	Bois et racine, toute l'année.	Ay, au pied des murs.
	Grande ortie.	*Urtica dioica.*	id.	id.	id.	Ay, lieux incultes.
	Ortie piquante.	*Urtica urens.*	id.	id.	id.	id.
	Houblon grimpant.	*Humulus lupulus.*	id.	id.	Cônes, en été.	Ay, dans le Cubray.
	Chanvre cultivé.	*Cannabis sativa.*	Econ. et narcot.	Juillet.	La plante, à la belle saison.	Ay, champs.
ARTOCARPÉES.	Figuier commun.	*Ficus carica.*	Alim. et médic.	Juillet.	Les figues, toute la belle saison	Ay, jardins.
	Mûrier noir.	*Morus nigra.*	id.	Juin.	Fruits, en août.	id.
	Mûrier rouge.	*Morus rubra.*	id.	id.	id.	id.
	Mûrier blanc.	*Morus alba.*	id.	id.	Feuilles, au print.; fruits, en été	id.
JUGLANDÉES.	Noyer cultivé.	*Juglans regia.*	Econ. et médic.	Avril et mai.	Feuilles, en été; fruits, en sept.	Ferme de Crilly.
	Orme des champs.	*Ulmus campestris.*	Econ. et médic.	Avril.	Bois, toute l'an.; écorce, en été.	Ay, promenades.
	Bouleau blanc.	*Betula alba.*	id.	Avril et mai.	Le bois et l'écorce, toute l'année; la sève, au printemps.	Ay, hauteurs de Champerrier.
	Aulne commun.	*Alnus glutinosa.*	Médicinale.	Février.	Ecorce, toute l'année.	Ferme de Crilly.
	Saule Marceau.	*Salix caprœa.*	Médic. et écon.	Février.	Feuilles, en été; écorce, toute l'année.	id.
	Saule à trois étamines.	*Salix triandra.*	Médicinale.	Mars.	Ecorce, toute l'année.	id.
	Saule blanc.	*Salix alba.*	id.	id.	Ecorce moyenne, toute l'année	id.
	Saule jaune ou osier.	*Salix vitellina.*	Médic. et écon.	Mars et avril.	L'osier, toute l'année.	Ay, bords de la Marne.
	Saule de Babylone ou saule pleureur.	*Salix babylonica.*	id.	id.	Bois et rameaux, toute l'année.	Ay, jardins, cimetière.
AMENTACÉES.	Peuplier noir.	*Populus nigra.*	id.	id.	Bourgeons et jeunes pousses, au printemps.	Bords de la Livre et du canal
	Peuplier blanc.	*Populus alba.*	id.	id.	id.	id.
	Peuplier tremble.	*Populus tremula.*	id.	id.	id.	id.
	Hêtre des forêts.	*Fagus sylvatica.*	Economique.	Avril.	Faines, en automne.	Saint-Basles, bois.
	Chataignier ordinaire.	*Castanea vulgaris.*	id.	id.	Chataignes, en octobre.	Ay, bois de la Malmaison.
	Chêne commun.	*Quercus robur.*	Médic. et écon.	Mai.	Glands, en automne; écorce, toute l'année.	Ay, forêts.
	Noisetier commun.	*Corylus avellana.*	Economique.	Février.	Noisettes, à l'automne.	id.
	Charme commun.	*Carpinus betulus.*	id.	Avril.	Bois, en hiver.	id.
	Platane d'Occident.	*Platanus occidentalis.*	id.	id.	id.	Reims, promenades.
	Genévrier commun.	*Juniperus communis.*	Médic. et écon.	Mars et avril.	Baies, en été.	Bouzy, Ay, bois.
	Pin sauvage	*Pinus sylvestris.*	id.		Bourgeons, jeunes pousses, au printemps; écorce, en été; bois, toute l'année.	Crilly, bois.
CONIFÈRES.	Sapin argenté	*Pinus picea.*	id.		id.	Ay, au-dessus du Cubray.
	Cyprès pyramidal.	*Cupressus sempervirens.*		Mars.		Pourrait croître dans tout le canton.
	If d'Europe.	*Taxus baccata.*	Vénén. pour les chevaux.	id.		Pourrait croître avec les sapins.
	Sabine ou genévrier sabine	*Juniperus sabina.*	Méd. et vénén.	id.	Rameaux, toute l'année.	Ay, jardins.

DEUXIÈME CLASSE. Plantes Monocotylédonées.

FAMILLES NATURELLES des plantes.	NOMS VULGAIRES.	NOMS BOTANIQUES.	PROPRIÉTÉS.	ÉPOQUES DE LA FLORAISON.	ÉPOQUES DE LA RÉCOLTE.	LIEUX OU CROISSENT LES PLANTES.
ALISMACÉES.	Butome en ombelle ou jonc fleuri.	*Butomus ombellatus.*	Médicinale.	Juin et juillet.	Feuilles et racine, en été.	Bezannes. ruisseau.
	Plantain d'eau.	*Alisma plantago.*	*id.*	Juillet et août.	*id.*	Ferme de Crilly, ruisseau.
	Sagittaire en flèche.	*Sagittaria sagittæfolia.*		Juin et juillet.		Reims, bois d'Amour.
ORCHIDÉES.	Orchis mâle.	*Orchis mascula.*	Médic. et écon.	Avril et mai.	Bulbe, à la belle saison.	Mutigny, autour; Bouzy, bois.
	Orchis militaire.	*Orchis militaris.*	*id.*	Mai.	*id.*	Crilly, bois.
	Orchis à deux feuilles.	*Orchis bifolia.*	*id.*	Mai et juin.	*id.*	Mutigny, autour de la montagne.
	Orchis taché.	*Orchis maculata.*	*id.*	Juin et juillet.	*id.*	Bouzy, bois.
	Orchis à larges feuilles.	*Orchis latifolia.*	*id.*	Mai et juin.	*id.*	Muire, marais.
	Ophrys antrhopophore.	*Ophrys anthropophora.*	*id.*	*id.*	*id.*	Louvois, parc.
	Ophrys mouche.	*Ophrys myodes.*	*id.*	*id.*	*id.*	Villers-Marmery.
	Ophrys araignée.	*Ophrys arachnites.*	*id.*	*id.*	*id.*	Louvois, parc.
IRIDÉES.	Iris des jardins, iris germanique ou flambe commune.	*Iris germanica.*	Susp. et médic.	Mai.	Racine, toute l'année.	Ay, jardins.
	Glayeul des marais ou iris faux-acore.	*Iris pseudo-acorus.*		Juin.		Ay, lieux humides.
	Safran cultivé.	*Crocus sativus.*	Méd. et narcot.	Septemb. et octob.	Stigmates, en automne.	Pourrait être cultivé aux environs d'Ay.
NARCISSÉES.	Narcisse des prés.	*Narcissus pseudo-narcissus.*	Vénéneuse.	Mars.		Ay, prairies humides
	Narcisse jonquille.	*Narcissus jonquilla.*	*id.*	Avril.		Ay, jardins.
	Perce-neige.	*Galanthus nivalis.*	*id.*	Février.		
ASPARAGINÉES.	Parisette à quatre feuilles	*Paris quadrifolia.*	Narcotiq. sans propriétés.	Avril.		Merfy, bois.
	Muguet de mai.	*Convallaria maïalis.*	Suspecte.	Mai.	Fleurs, en mai.	Ay, bois.
	Sceau de Salomon.	*Convallaria polygonatum.*	*id.*	*id.*		Ferme de Vertuel.
	Sceau de Notre-Dame ou Tamier commun.	*Tamus communis.*	*id.*	*id.*		Crilly, bois.
	Asperge.	*Asparagus officinalis.*	Alim. et médic.	*id.*	Pointes et racines, au print.	Ay, potagers.
SMILACÉES.	Houx-Frélon.	*Ruscus aculeatus.*	Médicinale.		Racines, toute l'année.	Ay, bois.
LILIACÉES.	Lis blanc.	*Lilium candidum.*	Mécicinale.	Juin et juillet.	Bulbe, en toute saison.	Ay, jardins.
	Lis martagon.	*Lilium martagon.*		*id.*		*id.*
	Lis bulbifère.	*Lilium bulbiferum.*		*id.*		*id.*
	Lis superbe.	*Lilium superbum.*		*id.*		*id.*
	Tulipe de Gessner.	*Tulipa gessneriana.*	*id.*	Avril.	*id.*	*id.*
	Tulipe sauvage.	*Tulipa sylvestris.*		*id.*	*id.*	Crilly, bois.
	Asphodèle jaune.	*Asphodelus luteus.*		Mai et juin.		Ay, jardins.
	Scille à deux feuilles.	*Scilla bifolia.*	Suspecte.	Avril.		Courtagnon, bois.
	Ornithogale en ombelle.	*Ornitogalum umbellatum*	*id.*	Au printemps.		Ay, jardins.

FAMILLES NATURELLES des plantes.	NOMS VULGAIRES.	NOMS BOTANIQUES.	PROPRIÉTÉS.	ÉPOQUES DE LA FLORAISON.	ÉPOQUES DE LA RÉCOLTE.	LIEUX OU CROISSENT LES PLANTES.
LILIACÉES.	Ail cultivé.	Allium sativum.	Médic. et alim.	Juin et juillet.	Bulbe, à l'automne.	Ay, potagers.
	Ail poireau.	Allium porrum.	id.	id.	id.	id.
	Ail rocambole.	Allium scorodoprasum.	id.	id.	id.	Vertus, forêt.
	Ail oignon.	Allium cepa.	id.	id.	id.	Ay, potagers.
	Ail civette ou ciboule.	Allium scœnoprasum.	id.	id.	id.	id.
	Ail échalote.	Allium ascalonicum.	Alimentaire.	id.	id.	id.
	Ail des vignes.	Allium vineale.	Suspecte.	id.		Bouzy, vignes.
	Ail des ours.	Allium ursinum.	id.	id.		Vertus, forêt.
	Ail moly des botanistes modernes.	Allium moly.	id.	id.		Prairies de Saint-Denis; environs de Paris.
	Hémérocalle blanc.	Hemerocallis alba.		Septembre.	Fleurs, en septembre.	Ay, jardins.
	Fritillaire impériale.	Fritillaria imperialis.	id.	Avril.		id.
	Jacinthe d'Orient.	Hyacinthus orientalis.	id.	id.	Fleurs, au printemps.	id.
COLCHICACÉES.	Colchique d'automne.	Colchicum automnale.	Vénén. et méd.	Septembre.	Bulbe, au printemps.	Ay, prairie.
	Hellébore blanc.	Veratrum album.	id.	Décembre et janv.	Racine, toute l'année.	Ay, jardins.
TYPHACÉES.	Massette à larges feuilles.	Typha latifolia.	Médicinale.		Duvet.	La Charmoye, étang.
	Massette à feuilles étroites.	Typha angustifolia.	id.		id.	id.
AROIDÉES.	Gouet vulgaire.	Arum vulgare.	Vénéneuse.	Juillet.	Racine, toute l'année.	Reims, bois d'Amour.
CYPÉRACÉES.	Carex des sables.	Carex arenaria.	Médicinale.	Mai et juin.	Racine, toute l'année.	Montflambert ; et sur les bords de la Marne.
	Carex distique.	Carex disticha.	id.	id.	id.	Louvois, parc.
	Carex hérissé.	Carex hirta.	id.	id.	id.	Crilly, étang.
	Carex à feuilles de souchet	Carex pseudo-cyperus.	id.	id.	id.	Gueux.
GRAMINÉES.	Paspale pied de poule.	Paspalum dactylon.	Médicinale.	Juin et juillet.	Racine, toute l'année.	Où pousse le chiendent.
	Millet.	Panicum miliaceum.	Alimentaire.	Juillet et août.	Graines, en automne.	Ay, jardins.
	Orge à deux rangs.	Hordeum distichum.	id.	id.	Semences, fin d'été.	Bouzy, champs.
	Orge ordinaire.	Hordeum vulgare.	Alim. et médic.	Juin et juillet.	Semences, fin de l'été.	Ay, champs.
	Orge à six rangs.	Hordeum hexastichum.	id.	Juin.	id.	Reims, moissons.
	Seigle cultivé.	Secale cereale.	id.	id.	Semences, en juillet et août.	Bisseuil, champs.
	Seigle ergoté.	Sclerotium clavus.	Méd. et vénén.		Ergot, en juillet et août.	Dans les champs de seigle.
	Froment cultivé.	Triticum sativum.	Alimentaire.	Juin.	Semences, en août.	Tours-sur-Marne.
	Ivraie enivrante.	Lolium temulentum.	Vénén. pour le chien.	id.		Bouzy, moissons.
	Chiendent.	Triticum repens.	Médicinale.	id.	Racines, une partie de l'année.	Bouzy, champs.
	Avoine cultivée.	Avena sativa.	Econ. et médic.	Juillet.	Semences, en septembre.	id.
	Roseau commun.	Arundo phragmites.	id.	id.	Epillets, en été.	La Neuville, étangs.
	Maïs cultivé.	Zea mais.	id.	id.	Graines, en automne.	Ay, dans quelques jardins.
NAÏADÉES.	Lenticule exiguë.	Lemna minor.	Econ. et médic.	Mai et juin.		Marais, partout.
	Lenticule à plusieurs racines.	Lemna polyrhisa.	id.	id.		Fléchambault.
EQUISÉTACÉES.	Prèle des champs.	Equisetum arvense.	Médicinale.	Juin.	La plante, en été.	Merfy, sables et champs humides.
	Prèle des marais.	Equisetum palustre.	Suspecte.	id.		Fléchambault.
	Prèle des fleuves.	Equisetum fluviatile.	Economique.	id.	La plante, en été.	Courtagnon, marais.

FAMILLES NATURELLES des plantes.	NOMS VULGAIRES.	NOMS BOTANIQUES.	PROPRIÉTÉS.	ÉPOQUES DE LA FLORAISON.	ÉPOQUES DE LA RÉCOLTE.	LIEUX OU CROISSENT LES PLANTES.
	Fougère mâle.	*Polysticum filix-mas.*	Médicinale.	Mai.	Feuillage, en été; racine, toute l'année.	Vertus, bois.
	Ptéris aigle-impérial ou fougère femelle.	*Pteris aquilina.*	*id.*	*id.*	*id.*	Bouzy, bois.
	Polypoïde vulgaire.	*Polypodium vulgare.*	*id.*	*id.*	*id.*	Saint-Basle.
FOUGÈRES.	Scolopendre officinale.	*Scolopendrium officinale*	Sans activité.	*id.*	*id.*	Trois-Puits, partout.
	Doradille politric.	*Asplenium trichomanes.*	Médicinale.	*id.*	*id.*	Bouzy, puits.
	Doradille des murs ou rue des murailles.	*Asplenium ruta-muraria.*	*id.*	*id.*	*id.*	Ville-en-Tardenois.
	Osmonde royale.	*Osmunda regalis.*	*id.*	*id.*	*id.*	Ville-en-Selve, bois.
	Osmonde lunaire.	*Osmunda lunaria.*	*id.*	*id.*	*id.*	Environs de Paris.
	Ophioglosse vulgaire ou langue de serpent.	*Ophioglossum vulgatum.*	*id.*	*id.*	*id.*	Châlons-sur-Marne.

TROISIÈME CLASSE. Plantes Acotylédonées.

FAMILLES NATURELLES des plantes.	NOMS VULGAIRES.	NOMS BOTANIQUES.	PROPRIÉTÉS.	ÉPOQUES DE LA FLORAISON.	ÉPOQUES DE LA RÉCOLTE.	LIEUX OU CROISSENT LES PLANTES.
LICHÉNACÉES.	Usnée fleurie.	*Usnea florida.*	Econ. et médic.		Toute la plante, en été.	Environs de Paris, sur les hêtres et les chênes.
	Pulmonaire de chêne.	*Pulmonaria officinalis.*	Médicinale.		*id.*	Sur les hêtres et les chênes de nos forêts.
ALGUES.	Nostoch commun.	*Nostoch commune.*				Jardin des Tuileries.

Nous avons fait la famille des fungacées de tous les champignons indistinctement, renvoyant page 48 de notre première partie pour l'examen des caractères qui différencient en général les champignons vénéneux des champignons comestibles.

Nous n'avons cité qu'une seule espèce, parce que c'est peut-être la seule de laquelle on ne doit pas se défier, la seule qui peut paraître sans crainte sur nos tables. La nature de cet ouvrage ne peut comprendre l'étude de chaque espèce de champignon en particulier.

FAMILLES NATURELLES des plantes.	NOMS VULGAIRES.	NOMS BOTANIQUES.	PROPRIÉTÉS.	ÉPOQUES DE LA FLORAISON.	ÉPOQUES DE LA RÉCOLTE.	LIEUX OU CROISSENT LES PLANTES.
FUNGACÉES.	Morille comestible.	*Morchella esculenta.*	Alimentaire.		Pousse, au printemps.	Ay, bois.

LES QUATRE SAISONS

ET LES

DOUZE MOIS DE L'ANNÉE.

Il serait superflu, dans ce tableau, de suivre jour
r jour les différents changements dans l'atmosphère
e nous avons signalés aux articles climatologie et
itéorologie de notre première partie. Mettant un ins-
it de côté l'ordre et le positivisme scientifique nous
ons, non plus en savant, mais en ami de la nature,
rcourir dans chaque saison, et une fois par mois, ce
licieux pays dont vous venez de lire la Topographie.

L'Hiver.

Quand par un jour du mois de janvier *(nivôse)*, nous
ins quitter nos habitations pour profiter de quelques
/ons de soleil, nous traversons, sans nous y arrêter,
jardin ayant pour tout ornement la fleur de l'ellébore
ses bordures de buis; nous allons gagner le canal ou
· rives de la Marne, pour voir ces patineurs livrer
nbat à l'aquilon, faire grincer la glace et tracer des

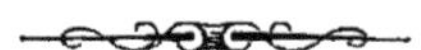

lignes dans tous les sens, examiner ces hauts peupliers qu'agite lentement le vent du Nord, qui en remue les branches dépourvues de feuilles. Puis avançant au milieu de cette vaste prairie couverte de neige et traversée par la voie de fer, le tableau nous montre la petite cité que réchauffe par moment un soleil à demi-mourant, que couvre un ciel plein de nuages épais et grisâtres qui la menacent souvent de leur chute, qu'entourent ces vieux ormes, que domine cette côte couverte de ceps que la serpette du vigneron va bientôt couper.

Si c'est en février *(pluviôse)*, et qu'il nous plaise de diriger nos pas d'un autre côté, rien encore ne nous arrête que la perce-neige et la fleur du noisetier dans notre humide jardin. Nous avons hâte de monter aux bois où nous entendons le cri perçant de la hache tombant avec violence au pied de l'arbre que ses coups répétés vont renverser. Un échange de quelques paroles avec le bûcheron à demi-courbé a lieu, et du seuil de sa cabane se renouvelle d'un autre endroit, et presque sous les mêmes nuances, le tableau qui déjà s'est offert à nos yeux. C'est en ce moment que s'observent le plus ordinairement les inondations de la Marne. D'énormes glaçons viennent souvent heurter les arbres qui bordent l'avenue submergée d'Ay à Epernay, et les mutilations qui en résultent indiquent presque chaque hiver la hauteur des eaux qui ont laissé un limon que l'agriculture sait mettre à profit. Rien encore d'éclatant dans la nature ; l'homme ne fait que préparer ce qu'elle doit féconder pour se montrer plus tard dans sa magnificence.

Au mois de mars *(ventôse)*, nous commençons à visiter le parterre pour contempler la fleur bleue du myosotis. Nous suivons les progrès de la sève commune à tous les végétaux, qui va se révèler dans chacun d'eux par le grossissement de ces bourgeons, rudiments des feuilles, des fleurs et des fruits. La violette vient flatter notre odorat et dans son voisinage figurent la jacinthe, le narcisse, la jonquille ; agréable mélange de fleurs, de couleurs et d'odeurs ; simple et plus humble à l'état sauvage, elle semble vouloir se cacher sous ses feuilles ; sa senteur fait les délices de la promenade, alors que le chant des oiseaux qui doit succéder à leurs amours ne se marie point encore au son de nos instruments.

Le Printemps.

Tout semble revivre dans la nature ; les froids ont disparu, le retour de l'hirondelle émigrante approche. Le sol non cultivé va se tapisser de verdure, s'émailler de fleurs printannières ; l'humble paquerette couvrira bientôt de sa blancheur sans pareille ces gazons où nous trouverons aussi la fleur du *taraxacum* (pissenlit). La feuille de primevère va grandir et succéder à ces jolis coucous, dont nous aimons à faire des pelotes et des bouquets. Nous allons chercher les renoncules si variées, dont les fleurs d'un jaune d'or font oublier les qualités suspectes. L'amandier, le pêcher, l'abricotier, qui se plaisent si bien sous notre latitude se métamorphosent déjà, car à leurs fleurs succèdent des fruits entourés de petits paquets de feuilles. Les cérémonies de la religion viennent embellir ce réveil de la nature, qui unit ses efforts aux nôtres pour se montrer plus brillante et plus productive. Aussi, le mois d'avril *(germinal)*, favorisé par une température douce, la prépare-t-il à de grandes choses. La crainte des redites nous éloigne des solitudes agréables du Cubray et des hauteurs embellies de Champerrier.

Nous trouvons en ce moment notre plaisir à parcourir ces routes bordées de pelouses naissantes et de moissons qui promettent; à traverser le pays, dans tous les sens, pour juger de l'activité des habitants qui s'empressent de préparer la vigne à une récolte abondante.

Viens, joli mois de mai *(floréal)*, éloigner du vigneron pusillanime toute appréhension des gelées et des brouillards si redoutables pour nos précieux ceps. Viens, joli mois de mai, dissiper nos craintes, remplir nos cœurs de joie à la vue de ces grappes qui paraissent couvertes d'un léger duvet et dont le jus presque divin doit être en quelque sorte pour nous l'âme et la vie. Oh! viens donc lever ce voile qui depuis trois années cachait notre misère; viens ramener l'aisance et le bien-être, viens échauffer le sol, aider la nature à le féconder, faire renaître l'espérance dans nos populations si injustement éprouvées. Car les fleurs avec toute leur suavité ne seraient rien pour nous sans promesses de fruits. Que celui qui dirige tout entende ma prière, exauce nos vœux et que la saison des fleurs soit suivie de celle des fruits; que le rude labeur de toute une année trouve enfin, au bout, sa récompense.

Presque toutes les plantes s'épanouissent en mai. A cette époque tout ce qui vit entre en évolution : végétation active; reproduction chez les animaux; mise en action de toutes les forces humaines; échange de matériaux propres pour la conservation de toutes les espèces organisées. En un mot, mise en jeu de tous les éléments qui perpétuent le règne animal et le règne végétal. En effet : le végétal absorbe par ses feuilles, en ce moment de pleine existence, l'acide carbonique que nous exhalons et nous cède de l'oxigène si nécessaire à la respiration. Le végétal tire, par ses radicules, du règne minéral, des parties nutritives qu'il s'assimile et qui servent par suite à l'entretien de la vie chez les animaux herbivores. L'homme, à la fois herbivore et carnassier, trouve sa nourriture parmi les végétaux comme parmi les animaux.

Nous ne pourrions guère nous livrer à des considérations générales plus nombreuses sans sortir de notre sujet.

Juin *(prairial)*. Déjà la vie va se montrer moins forte dans certains êtres, et par une prévoyance inconcevable de l'Auteur de toutes choses, ce sont les végétaux dépourvus des moindres facultés qui vont les premiers servir à la nourriture des autres êtres doués de raison ou d'instinct. En effet, ces belles prairies naturelles et artificielles vont tomber sous la faux pour servir à nos animaux domestiques. Et nous commençons nous-mêmes à tirer du règne végétal de nombreux aliments. On sait que beaucoup d'animaux sauvages se nourrissent continuellement de plantes ou de parties de plantes. Ainsi, au mois de juin, la nature a déjà suffisamment perfectionné certains produits pour que nous les soumettions à notre nourriture et au traitement de certaines maladies. Nous commençons, en un mot, la récolte qui doit durer jusqu'à la fin d'octobre.

L'Été.

Juillet *(messidor)*. Les superbes moissons tant souhaitées, attendues avec impatience, se dorent et se récoltent vers la fin de ce mois. L'attention et l'activité se dirigent vers les champs couverts de ces richesses. C'est principalement dans le Val-d'Or et aux environs de Tours-sur-Marne que nous jouissons du spectacle de la moisson. Les laboureurs, leurs femmes, leurs chevaux et leurs équipages, sont dès l'aube dans un mouvement continuel, ne faisant tout le jour que le chemin du champ de blé à la grange et de la grange à cette terre nourricière qu'ils ont si souvent arrosée de leur sueur. Les habitations ne pouvant pas toujours contenir les produits, des tas ou meules s'élèvent souvent sur les lieux. A la fin de juillet, une partie de la population de notre canton a donc son existence assurée pour toute l'année. Le vigneron seul, et il est en majorité, est le dernier et presque toujours le plus mal récompensé.

La chaleur commence à se faire sentir, l'ombre du feuillage ne suffit plus pour nous garantir des ardeurs d'un soleil brûlant, nous abandonnons les sombres forêts qui couvrent toute la montagne pour descendre dans la plaine et nous ébattre dans les eaux claires et verdâtres de la rivière. C'est qu'à aucune époque de l'année le bain n'est si utile que dans le mois d'août *(thermidor)*. Le bain délasse, fortifie, quand le séjour dans l'eau n'est pas trop longtemps prolongé, il facilite l'absorption cutanée, rend plus facile la transpiration normale, c'est à la fois un moyen thérapeutique et hygiénique duquel chaque individu devrait user, dans de justes limites, pendant la saison convenable. La propreté ne peut que gagner de l'usage du bain.

Après le mois d'août vient, à notre avis, le plus beau de l'année, le mois de septembre *(fructidor)*, le mois des fruits. C'est le temps des vacances, le temps du repos pour ces jeunes intelligences qui viennent rafraîchir, pour ainsi dire, leurs organes fatigués par la contention et puiser au lieu natal de nouvelles forces pour résister à de nouvelles épreuves. Les moissons continuées en août se terminent dans les premiers jours de septembre ; et les brillantes fêtes d'Ay ferment les travaux du cultivateur pour préparer ceux des vendanges, qui commencent quelquefois vers les derniers jours de septembre et le plus souvent dans la première moitié d'octobre.

L'Automne.

Octobre *(vendémiaire)*. Nous avons assez longuement parlé des vendanges et des vins des côteaux champenois pour qu'il soit inutile d'y revenir. Cependant quel plaisir toujours nouveau, mais trop rare, de voir ces précieux ceps encore couverts de leurs feuilles, garnis de nombreuses grappes dont le jus réjouit tous les cœurs, dont la vertu, les qualités diffusibles se répandent avec tant de promptitude dans toutes les parties de notre être. La physionomie s'anime, les facultés deviennent plus vives, la respiration s'accélère, les pulsations sont plus nombreuses et plus fortes, l'estomac et les autres organes prennent du ton sous l'influence du vin.

Déjà le temps du repos devient nécessaire. Les matinées sont plus froides ; les jours moins longs ; le rossignol est muet ; les feuilles d'automne vont bientôt se détacher de leur tige ou de l'arbre débarrassé de ses fruits pour joncher la terre. C'est la dernière fois que les malades affaiblis depuis longtemps, et dont le déclin de la belle saison abrège la vie, les voient jaunir. En effet, les premiers froids et surtout les brouillards de novembre *(brumaire)*, sont funestes aux sujets atteints de phthisie. La sève qui les anime semble diminuer comme celle des végétaux.

> Triste et mourant, à son aurore,
> Un jeune malade, à pas lents,
> Parcourait une fois encore
> Le bois cher à ses premiers ans :
> « Bois, que j'aime ! adieu... je succombe ;
> » Votre deuil me prédit mon sort ;
> » Et dans chaque feuille qui tombe
> » Je vois un présage de mort. »
>
>   (*MILLEVOYE ; La Chute des feuilles.*)

Les jours en ce moment égaux aux nuits deviennent, en décembre *(frimaire)*, plus courts qu'elles. Les frimas nous obligent de cesser nos promenades chéries pour nous reléguer près du foyer qui nous donne la lumière que le jour semble nous refuser et la chaleur que le soleil nous a retirée. Ainsi, loin de l'astre éclatant, nous jouissons au sein de nos demeures des biens dont la nature, pendant plus de six mois, nous a comblés. La terre se repose comme l'homme qui tout une année l'a travaille, ou si elle renferme en germe les éléments de futures richesses, elle attend d'autres beaux jours pour renouveler la scène merveilleuse des êtres qu'elle fait grandir et fructifier pour nos besoins.

Parmi les motifs qui m'ont déterminé à écrire cet ouvrage, le désir d'être utile d'abord et la nécessité d'occuper mes loisirs, peuvent être mis en première ligne. Le choix du sujet m'a longtemps embarrassé; encore étudiant et bien avant de me fixer dans un poste médical, je m'étais proposé d'en écrire l'histoire ; mais l'histoire d'une petite ville ou d'un canton en particulier ne peut guère intéresser que si elle tient du roman ou de la fiction; les ressources me manquèrent nécessairement et pour sortir de l'idéal il me fallut choisir un sujet qui put s'associer avec mes goûts, avec mes connaissances spéciales et avec les tendances des personnes sous la main desquelles mon livre peut tomber. L'histoire naturelle médicale du canton d'Ay appela mon attention; c'était un sujet nouveau et, aidé de documents statistiques puisés à de nombreuses sources, j'ai édifié un ouvrage qui, loin d'être complet, embrasse un peu des différentes matières scientifiques qui doivent composer la topographie médicale d'un pays ou d'un canton. Un abrégé de ce que comprend Ay et ses environs, des trois règnes de la nature et surtout du règne végétal; la statistique générale de chaque commune et quelques notions de statistique médicale. Des observations hygièniques propres à la ville d'Ay et à diverses localités voisines. Remarques historiques; dictons populaires; coutumes et manière de vivre des habitants; récits de promenades autour d'Ay; améliorations à faire (1) : classement par familles du règne animal et du

(1) Nous applaudissons à l'heureuse idée de l'administration municipale d'Ay de construire un aqueduc partant de la porte de la Nau destiné à conduire les eaux pluviales à la Marne. Nous avions déjà signalé dans notre première partie l'inconvé-

règne végétal ; tels sont les principaux chapitres qui, unis ou rassemblés seulement par les formes du style littéraire, constituent mon œuvre.

Je ne me suis jamais fait illusion sur la tâche pénible et laborieuse que je m'étais imposée ; les marques de sympathie des personnes éclairées et leurs conseils m'ont fait surmonter la répugnance d'un travail que je ne me flatte pas d'avoir perfectionné, car le sujet est pour ainsi dire sans limites ; mais plus tard mes moments seront toujours accordés à sa revue et à sa continuation.

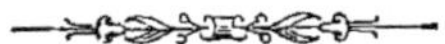

Nous avons commis une erreur en disant que le département de la Marne, offre peu de richesses à l'archéologue et aux voyageurs, car nous comptons au contraire de nombreux édifices publics ou particuliers, et de vastes places dans les villes de Reims, de Châlons, d'Epernay, etc.

A Reims :

1° La porte de Mars.

2° Le Mont-d'Arène.

3° Le tombeau de Jovin.

4° L'Église de Saint-Remi ; le tombeau de Saint-Remi dans l'intérieur.

5° La Cathédrale, le plus bel édifice de ce genre en Europe.

nient, pour la santé des habitants, de la stagnation de ces eaux et immondices au milieu des jardins situés à l'Ouest de la ville.

6° L'Hôtel-de-Ville.

7° L'Hôtel-Dieu ; la Chapelle, ancienne bibliothèque des Bénédictins, et le Préau destiné aux malades.

8° La lingerie de l'Hôpital général, ancienne bibliothèque des Jésuites.

9° La place Louis XV.

10° La place de la Couture.

11° La porte de Paris.

12° L'Hôtel des comtes de Champagne, rue de Tambour.

13° La Gare projetée du chemin de fer.

14° Les promenades, etc., etc.

A Châlons :

1° L'Église de Notre-Dame.

2° L'Église de Saint-Etienne.

3° L'Hôtel-de-Ville, construit en 1772.

4° L'Hôtel de la Préfecture, bâti en 1764.

5° La Caserne de Saint-Pierre, ancienne abbaye de Bénédictins.

6° Le Manège, bâti en 1784.

7° La salle de Spectacle.

8° L'Hôtel-Dieu qui compte près de 200 lits.

9° L'École Impériale des arts et métiers, autrefois Grand Séminaire.

10° Le Collège, ancien Hôpital Saint-Lazare.

11° Le pont de Marne.

12° La promenade du Jard, l'une des plus belles de France.

13° Les caves de M. Jacquesson, les plus remarquables de la Champagne.

14° Ostende, établissement destiné au traitement de l'aliénation mentale, etc., etc.

A Épernay :

1° Les vitraux à l'intérieur de l'Église.

2° La place Louis-Philippe.

3° Le Jard, promenade agréable.

4° Tout le faubourg de la Folie.

5° La très-remarquable habitation de M. Perrier, Maire de la ville.

6° Celle de M. Moët, bâtie dans une autre genre.

7° Les caves de M. Moët.

8° Celles de M. Piper.

9° L'École des Frères, fondée par M. Perrier père.

10° L'Hospice et le Tribunal civil.

11° La place du Théâtre.

12° La chambre des Notaires, construite en 1853.

13° Les Tourelles de deux anciennes portes de la ville.

14° Les Ateliers de construction du chemin de fer.

15° Le pont de Marne, etc., etc.

Dans le canton d'Ay :

1° L'Église paroissiale autrefois abbatiale d'Haut-villers.

2° L'Église d'Ay ; l'Hôtel-de-Ville, etc. (*voyez* Ay).

3° L'Église et le Château de Mareuil.

4° L'Église d'Avenay.

5° Le château et le parc de Louvois.

6° L'Église encore inachevée de Bouzy.

7° Une Croix monumentale à Ambonnay.

8° La Tour carrée de l'Église de Tours-sur-Marne.

9° Les ponts du chemin de fer et le pont de Dizy.

10° Le souterrain de Rilly-la-Montagne dont une partie se trouve terroir de Germaine, etc., etc.

On ferait un bien beau livre de la description de toutes ces choses réunies.

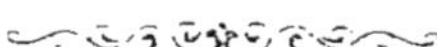

Si dans le cours de cet ouvrage j'ai omis de citer le nom de plusieurs de mes maîtres, je leur en demande bien humblement pardon; c'est que, le sujet que j'ai traité étant entièrement étranger à leurs nombreux travaux, je n'ai pu rien leur dérober pour me donner du mérite. Et puis mon infériorité me faisait un devoir de me tenir à l'écart. Cependant au sujet de la climatologie et de la météorologie nous avons consulté l'ouvrage de M. Phillippe sur les fièvres intermittentes. Mais aussi nous croyons pouvoir réclamer notre part de coopération à ce travail pour ce qui concerne l'épidémie proprement dite et pour toute la partie statistique. A notre point de vue le livre de M. Phillippe sur les fièvres intermittentes est une Topographie médicale du pays de Reims où la science, que nous ne nous flattons ni de posséder ni d'approfondir, est développée avec le rare talent qui caractérise notre bien vénéré maître. Nous aurions voulu aussi donner un témoignage de notre gratitude à M. Gilbert de Savigny, mais il est malheureusement trop tard, et nous ne pouvons qu'arroser de nos larmes ces mots consacrés à son souvenir.

La lecture de la lettre de M. Landouzy, insérée dans la *Gazette des Hôpitaux* du 20 mai, me rappelle ses nombreuses expériences en 1846, 1847 et 1848.

sur la néphrite albumineuse. J'ai parlé dans ma 1re partie du succès obtenu à l'hôpital de Cadix (Espagne), de l'usage de l'infusion des fleurs jaunes de genêt dans cette maladie. Grâce à M. Landouzy la maladie de Bright est aussi connue au delà des Pyrénées. Les exemples du maître sont toujours bons à suivre, c'est pourquoi je réclamerai à M. Landouzy, les observations des pages 16, 17 et 18 de son premier mémoire sur l'affaiblissement de la vue dans la néphrite albumineuse.

J'ai pris quelques considérations générales au cours de pathologie chirurgicale de M. Décès. J'ai emprunté aussi au cours de physiologie de M. Panis ; au cours d'histoire naturelle de M. Hannequin ; au cours de matière médicale de M. Lecomte. Je dois des renseignements sur les plantes des environs d'Ay à MM. Gousset, H. Philipponnat, etc., etc. Plusieurs des étymologies en tête des communes sont dues à M. d'Herbès père, etc.

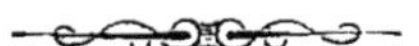

Nous plaçons ici, l'impression trop avancée de cet ouvrage n'ayant pas permis d'agir autrement, le tableau exact de la population des communes du canton d'Ay en 1851 et en 1856, d'après des indications fournies par la sous-préfecture de Reims.

	Recensement de 1851.	Recensement de 1856.
Hautvillers	827 habitants.	864 habitants.
Champillon	351	320
Mutigny.	100	102
Avenay	1,222	1,011
Fontaine.	226	219
Mutry	40	41
Tauxières	270	270
Louvois	413	420
Bouzy.	404	456
Ambonnay	631	614
Saint-Imoges . . .	254	212
Germaine.	650	345
Tours-sur-Marne . .	871	891
Bisseuil	595	580
Mareuil-sur-Ay. . .	1,008	1,025
Ay.	3,302	3,266
Dizy-sur-Marne. . .	417	461
Cumières.	1,126	1,068
Cormoyeux-Romery .	527	470
Population totale des 19 communes du canton. . .	13,234	12,635

Nous remarquerons qu'en 1856 la population totale du canton est moindre qu'en 1851. Pourquoi? C'est qu'à l'époque du dénombrement de 1851 il existait, dans les communes de Germaine et d'Avenay, un grand nombre d'ouvriers occupés aux travaux d'art du souterrain de Rilly-la-Montagne et aux autres travaux du chemin de fer. Ces ouvriers furent compris dans le recensement. On peut estimer à 700 le nombre de ceux qui ont quitté le pays à la fin de 1853.

L'épidémie cholérique de 1854 est aussi une cause de diminution dans la population du canton d'Ay. On peut évaluer à 200 l'excédant des décès en 1854 , sur le chiffre moyen de chaque année.

En troisième lieu, l'émigration de plusieurs centaines d'habitants des communes vignobles les plus importantes, par suite du peu de prospérité du pays pendant ces dernières années.

Fautes à corriger dans la 1re partie.

Page 26, ligne 9. Au lieu de : *(oïdium tukeri)*, lisez : *(oïdium tuckeri)*.

Page 29, ligne 23. Au lieu de : *et almentaire*, lisez : *et alimentaire*.

Page 31, ligne 18. Au lieu de : *F. des bruyères*, lisez : *F. des vacciniées*.

Page 53, ligne 10. Au lieu de : *tous les crucifères*, lisez : *toutes les crucifères*.

Page 55, ligne 4. Au lieu de : *dyssentrique*, lisez : *dyssentérique*.

Page 66, ligne 31. Au lieu de : *la datura*, lisez : *le datura*.

Page 70, ligne 26. Au lieu de : *mélé au céleri*, lisez : *mélée au céleri*.

Page 74, ligne 14. Après le mot : *parois*, ajoutez : *de la bouche*.

Page 76, ligne 19. Au lieu de : *gâteau du miel*, lisez : *gâteau de miel*.

Page 77, ligne 13. Au lieu de : *en pédiluves à l'intérieur. La moutarde*, lisez : *en pédiluves. A l'intérieur, la moutarde, pulvérisée*

Page 88, supprimez cette phrase : *Elle se reproduit chaque année en semant sa graine une fois.*

Page 92, ligne 21. Au lieu de : *objet de notre admiration*, lisez : *objets de notre admiration*.

Page 93, ligne 8. Au lieu de : *Stramoine commune*, lisez : *Stramoine commun*.

Page 99, ligne 28. Au lieu de : *conjonctivités*, lisez : *conjonctivites*.

Page 123, ligne 14. Au lieu de : *Fimes*, lisez : *Fismes*.

TABLE GÉNÉRALE

Des matières contenues dans la Topographie médicale du canton d'Ay.

PREMIÈRE PARTIE.

DEUXIÈME PARTIE.

TYPOGRAPHIE DE V. FIÉVET.